DES

LÉSIONS SYPHILITIQUES

DU RACHIS

PAR

LOUIS LEVOT,

Docteur en médecine de la Faculté de Paris,

PARIS

ADRIEN DELAHAYE ET E. LECROSNIER, EDITEURS

PLACE DE L'ÉCOLE-DE-MÉDECINE

1881

DES

LÉSIONS SYPHILITIQUES

DU RACHIS

PAR

LOUIS LEVOT,

Docteur en médecine de la Faculté de Paris,

———

PARIS

ADRIEN DELAHAYE ET E. LECROSNIER, ÉDITEURS

PLACE DE L'ÉCOLE-DE-MÉDECINE

—

1881

A MON PÈRE ET A MA MÈRE

Faible témoignage de ma piété filiale.

A MES FRÈRES ET A MA SŒUR

A MON ONCLE LE DOCTEUR HERLAND

Pharmacien de 1re classe.
Chevalier de la Légion d'honneur.

AVANT-PROPOS.

Dans le cours de la dernière année scolaire, mon attention fut appelée sur un fait intéressant dont la nature étiologique me parut digne de faire le sujet de ma thèse inaugurale. Un malade syphilitique était en traitement, dans une des salles de l'hôpital Saint-Louis, pour une paraplégie cervicale. M. le professeur Fournier, avec un grand sens clinique, diagnostiqua une compression de la moelle par un néoplasne syphilitique, siégeant dans les vertèbres cervicales. D'ailleurs une amélioration très notable succéda à l'administration du traitement spécifique.

Je résolus alors de rechercher tous les faits analogues renfermés dans la littérature médicale. Je n'ai pas la témérité de soulever des questions doctrinales.

Je me suis proposé simplement de rechercher dans tous les auteurs, ou dans les divers mémoires publiés un peu partout, le récit des faits enregistrés sur les altérations syphilitiques des vertèbres, de rassembler, aussi complètement que possible, ces données éparses, et de jeter l'éveil sur un point peu connu de la pathologie.

C'est ce modeste travail que je présente à la bienveillance de mes juges, et je croirai avoir fait une œuvre utile, si une plume plus autorisée veut tirer parti des résultats que j'a péniblement recueillis.

Avant de terminer, j'offre ce faib e hommage de ma reconnaissance à M. le professeur A. Fournier qui n'a cessé de m'encourager de ses conseils affectueux, et de me guider de ses lumières dans mes recherches bibliographiques.

LÉSIONS SYPHILITIQUES DU RACHIS

I

Dès le xvᵉ siècle, bon nombre d'observateurs, remarquables par leur précision, nous ont tracé des tableaux saisissants et sombres des ravages causés par les maladies vénériennes, et se sont efforcés peu à peu d'étudier l'évolution des divers accidents qui jusqu'alors étaient décrits séparément. Nous croyons superflu de rapporter ici les théories ingénieuses et les conceptions étranges des anciens auteurs qui, pauvres en moyens de diagnostic, se sont laissé entraîner à des exagérations. Citer Al. Benedetto, P. Pinetor¹ N. Massa, Fracastor, Paracesle, Fernel, Thierry de Héry, Musitano, Astruc, G. Fallope, c'est réveiller le souvenir de discussions brillantes, mais incohérentes et confuses. C'est que l'art d'observer, en syphilographie, comme dans les autres branches de la médecine, réclame pour adjuvants nécessaires l'anatomie et la physiologie pathologiques, et ce n'est véritablement que sous la fin du xvɪɪɪᵉ siècle, longtemps après les travaux de Van Swieten, de Lieutaud, de B. Bell, de Hunter, que l'on entre dans le domaine de la science positive.

La syphilis, maladie de toute la substance, comme la définissait Fernel (1652), devait nécessairement affecter non seulement la tête, comme l'avait reconnu Lieutaud, mais aussi la colonne vertébrale et les organes qu'elle renfermait. Mais les faits n'avaient pas encore parlé; du moins, les observations écrites faisant défaut, certains auteurs modernes semblaient se copier et répéter que les lésions vertébrales de cause syphilitique sont des exemples trop rares, dignes tout au plus de satisfaire la curiosité de ceux qui veulent suivre les progrès de la science. Boyer, J.-L. Petit, Vidal de Cassis, Melchior, Robert, ne mettent pas en doute la possibilité des troubles morbides de l'axe cérébro-spinal, de nature syphilitique, consécutifs à des altérations de voisinage, mais tous regrettent que les éléments soient insuffisants pour constituer un chapitre nosologique.

On est cependant heureux de constater déjà quelques phrases caractéristiques et des conseils aux chercheurs de l'avenir.

Zambaco, en rappelant un cas de paraplégie publié par Houttet (*Mém. de l'Académie royale de chirurgie,* t. IV, p. 141 *et suivantes*), fait remarquer qu'il s'en faut de beaucoup que dans les ouvrages des anciens on rencontre des faits qui prêtent aussi peu que celui-là à la controverse (Zambaco. *Traité des aff. nerv. syphil. Paris*, 1859).

Jos. Frank déjà considère la vérole comme une des

causes les plus fréquentes de la paralysie des membres inférieurs.

Il affirme même que dans la paraplégie syphilitique la douleur siégeant aux régions dorsale et lombaire augmente la nuit, qu'elle s'exaspère par le toucher et qu'une tumeur précède la douleur au lieu affecté. Le même auteur attribue la paraplégie déterminée par la syphilis à des concrétions tophacées des vertèbres, supposition gratuite que bat en brèche l'étude attentive des faits.

« Je suis intimement convaincu, dit Ricord, qu'un grand nombre de paraplégies reconnaissent pour point de départ la vérole constitutionnelle » (Gaz. des hôp., 17 février 1846 p. 78), et Vidal de Cassis : « Les exostoses du rachis sont, je crois, plus fréquentes que celles du crâne, mais plus souvent méconnues ; les exostoses internes surtout, sont d'un diagnostic difficile quand les antécédents sont mal connus. Dans le plus grand nombre des cas, c'est par les syphilides qu'on est mis sur la voie. (Traité des mal. vén., p. 482.)

Tous les traités généraux de pathologie chirurgicale mentionnent également les manifestations morbides dues à des altérations syphilitiques des vertèbres, en exprimant toutefois le regret que les investigations nécropsiques ne soient pas assez nombreuses pour contrôler certains faits publiés.

Enfin le sujet de concours de 1859 (prix Civrieux), proposé par l'Académie de médecine, fait naître trois mémoires sur les affections nerveuses syphilitiques, dans lesquels MM. Zambaco, déjà cité, Lagneau fils, Gros et Lancereaux exposent les résultats de leurs patientes et savantes recherches. Tous ces auteurs, consacrant un chapitre aux lésions osseuses du rachis de nature syphilitique, ont rassemblé les observations de leurs devanciers. Certes, ma tâche a été facilitée par des travaux si recommandables ; et la lecture des matériaux précieux déjà recueillis m'a encouragé à poursuivre une enquête si heureusement commencée.

Depuis l'apparition des ouvrages couronnés par l'Académie, les monographies et les revues étrangères et françaises contiennent de nouveaux faits d'atteintes de la colonne vertébrale par l'influence syphilitique. J'ai eu à cœur de réunir toutes ces données éparses, en éliminant celles qui me semblaient entachées d'un vice originel. En Allemagne, Virchow rapporte une observation de sa pratique. Leyden cite (Traité clinique des maladies nerveuses), les rares observations qu'il connaît et que nous trouvons consignées ailleurs et relate une observation qui lui est personnelle. Beck soumet (1876-1877) à ses collègues de la Société médicale l'*Ulster* un cas d'accident tertiaire (exfoliation de la surface antérieure de l'axis).

Déjà Tomassi faisait insérer en 1874, dans le Giurnal ital. delle mal. ven., un cas de gomme de l'apophyse épineuse de la troisième vertèbre cervicale. En France, M. le professeur Verneuil fait une clinique sur le mal de Pott syphilitique, et tout dernièrement M. le professeur Fournier, à l'obligeance duquel je dois une observation intéressante d'exostose prévertébrale à la région du cou, a publié, dans les *Annales de dermatologie et de syphilographie*, l'histoire détaillée d'un mal de Pott syphilitique, dont les altérations anatomiques ont été soumises au contrôle microscopique de M. Hayem. Nous avons même cru devoir ajouter aux éléments que nous avons trouvés, les résultats d'une autre autopsie opérée sous les yeux du professeur Hayem, qui rencontra des lésions vertébrales, méconnues pendant la vie, sur un homme qui avait succombé à des troubles nerveux.

Avant de terminer, je tiens à constater que mes recherches ont plus que doublé le contingent des faits réunis jusqu'ici par les auteurs; si la moisson n'est pas ample, j'ai la conviction d'avoir tout fait pour ne rien laisser à glaner dernière moi, et d'avoir comblé une lacune signalée de tout temps par les pathologistes.

II.

ANATOMIE PATHOLOGIQUE.

Le rachis ou région rachidienne se compose de plusieurs parties. La première est une colonne osseuse sur laquelle repose la tête à la manière d'un chapiteau, et qui repose elle-même sur le bassin et les membres inférieurs: c'est la colonne vertébrale. Formée par l'assemblage d'une série de pièces osseuses, appelées vertèbres, reliées entre elles par des disques fibro-cartilagineux, la colonne vertébrale est creusée d'un canal, canal rachidien, lequel renferme la moelle épinière et ses enveloppes. Rappelons enfin que, si la face postérieure est presque partout accessible à nos moyens d'investigation, la face antérieure est profondément située et recouverte par les divers organes du cou, du thorax et de l'abdomen.

La syphilis laisse des traces de son influence désorganisatrice sur les vertèbres des régions cervicale, dorsale, lombaire et sacrée, et provoque des troubles et des lésions de voisinage quelquefois très graves en raison des organes importants avec lesquels les vertèbres contractent des rapports.

La syphilis peut produire dans les différents os du squelette des lésions qui n'ont en soi eu rien de spécifique. Ce fait, acquis depuis longtemps à la science, est confirmé par les beaux travaux d'anatomie et d'histologie pathologiques de Ch. Robin, Virchow, Gosselin, Cornil et Ranvier. Aussi nous n'aurons qu'à résumer nos connaissances sur cette matière pour y trouver l'interprétation et la marche du processus pathologique des résultats morbides signalés dans les observations qui suivent.

La syphilis des os est ordinairement une ostéite subaiguë ou chronique : Gosselin (*Ostéites spontanées in Nouv. Dict. de méd. et de chir. pratique*, tome XXV, p. 226; 1878) en admet trois formes principales. Dans une première forme, la phlegmasie syphilitique occupe le périoste ainsi que les couches superficielles du corps de l'os. Les caractères anatomiques de l'ostéite superficielle sont rares à étudier; les occasions de le faire se présentent rarement, parce que les sujets ne meurent pas. Il est présumable que la lésion débute par l'hyperhémie du périoste, et qu'elle s'étend à la superficie du tissu compacte. La terminaison en est la résolution ou une légère hyperostose.

Une deuxième forme montre une saillie de consistance très dure, arrondie (exostose syphilitique). Il s'agit d'une ostéo-périostite limitée, superficielle, avec production de substance osseuse qui passe facilement à l'éburnation.

Primitivement, dans la région périostique, qui est pulpeuse, blanchâtre, on aperçoit une substance rose, gélatineuse, qui devient plus tard caséeuse, opaque, ressemblant à une masse jaune, tuberculeuse (obs. du prof. Fournier, janv. 1881); les canaux osseux sont remplis de tissus embryonnaires; puis on voit les travées atteintes d'ostéite raréfiante, tandis que les vaisseaux sont perméables (Cornil et Ranvier). La gomme est entourée d'une zone d'ostéite simple. Qu'advient-il ultérieurement? Sous l'influence du traitement spécifique, la dégénérescence graisseuse peut s'emparer de ce produit pathologique : c'est la guérison (obs. de Fournier, obs. de Wilson, obs. de Michel; obs. de Godelier, obs. de Minich, *de Padoue*, obs. de Piorry); ou bien le processus conserve une telle intensité que le tissu embryonnaire arrive à séparer complètement une portion d'os, un séquestre. Mais, dans d'autres cas, l'inflammation du début venant à cesser, c'est l'ossification qui lui succède, et non seulement cette ostéite productive suffit à réparer l'os ancien, mais elle peut en dépasser de beaucoup les limites, d'où les ostéophytes, les exostoses.

Certains auteurs nient absolument l'existence des exostoses de la colonne vertébrale. Les riches collections du musée Dupuytren ne contiennent pas, il est vrai, de pièce anatomique représentant une tumeur syphilitique des vertèbres; j'ai même entendu M. le Dr Houel, le savant conservateur du musée, exprimer des doutes sur la réalité des lésions syphilitiques du rachis. Ces tumeurs ne sont pourtant pas sans exemple, et elles se rencontrent même à toutes les régions de la colonne vertébrale. Si nous interrogeons les faits, mes honorables contradicteurs ne tarderont pas à reconnaître que leurs assertions et leurs doutes sont exagérés et non justifiés.

Des exostoses rachidiennes, les unes empiètent sur le canal vertébral.

Obs. de J. Cloquet. — M. J. Cloquet a disséqué le cadavre d'un homme mort d'une paraplégie qui avait résisté à tous les moyens usités en pareil cas; la maladie était produite par une exostose des lames de la dixième vertèbre dorsale. La tumeur, très compacte, du volume d'une balle de calibre, oblitérait le canal vertébral, et avait tellement comprimé la partie correspondante de la moelle, qu'elle était en quelque sorte réduite à ses seules membranes.

Remarque. — Il s'agit, je crois, ici, d'une paraplégie par compression de la moelle consécutive à une exostose syphilitique. A ceux qui repousseraient comme suspecte la nature de l'affection, et qui ne trouveraient pas assez d'exactitude dans cet exemple, publié par Zambaco, Lagneau fils, Gros et Lancereaux, je présente cette observation probante de Virchow. Je ne transcris actuellement que la partie de l'autopsie qui intéresse l'anatomie pathologique, en renvoyant, pour l'histoire de la maladie, à l'endroit de ce travail où je publie en détail les observations.

Obs. de Virchow. — Le cou est complètement raide, même après la section de tous les muscles. Sur les bords des cartilages vertébraux, on remarque des *exostoses* qui dépassent le cartilage (la lésion s'étendait de la troisième à la sixième vertèbre cervicale); on *en* trouve de semblables au niveau du canal vertébral; après leur section seulement, le cou redevient mobile. (Virchow. *De la syphilis constitutionnelle.* Trad. de Picard. 1860.)

Pourtant, Rognetta a écrit autrefois : « Je ne sache pas qu'on ait jamais eu l'occasion d'observer des exostoses dans le canal rachidien. » (*Gaz. méd.* de 1835, p. 107.)

Obs. de Wilson. — Mais passons. Wilson parle d'un homme qui présentait, entre autres symptômes, de la paraplégie : « Les vertèbres cervicales et les épaules sont douloureuses. Le malade ne peut soulever la tête de dessus son oreiller, le sommeil est troublé par de vives souffrances. Il a eu autrefois la syphilis; il porte des cicatrices sur le pied et des tuméfactions indolores sur le tibia. Quelques vertèbres cervicales gonflées; plusieurs autres présentent des hyperostoses. Traitement mercuriel, guérison.

Obs. de Minich. — Sur un vieux militaire paraplégique, ayant eu de nombreux accidents syphilitiques, on constate, en examinant la colonne vertébrale, une saillie douloureuse vers la deuxième vertèbre dorsale. Toutes les nuits, le malade éprouve des douleurs intenses dans la tête et vers le point saillant de l'épine dorsale. Traitement. Guérison.

Obs. de Godelier. — M. Godelier cite un cas de paraplégie provenant de la compression de la moelle, par une exostose située au bas de la colonne vertébrale. L'emploi alternatif du mercure et de l'iodure de potassium amène la résolution de la tumeur; la cessation de la compression et la disparition de la paraplégie (cas rapporté par M. Ch. Bedel. *Syphilis cérébrale, Th. de Strasbourg*, 1851, p. 33).

Obs. de Michel. — Le Dr Michel, dans l'article Exostose du rachis (*Diction. encyclop. des siences méd.*), relate l'observation d'une femme, syphilitique, qui présentait, sur la région dorsale de la colonne vertébrale, à la hauteur des apophyses épineuses des premières vertèbres, une tumeur qu'il reconnut facilement être une gomme. Traitement. Guérison.

Obs. du professeur A. Fournier. — Enfin, je ne saurais mieux clore cette série de faits qu'en appelant l'attention sur l'observation si intéressante de M. le Dr A. Fournier, qui a assisté à la marche progressive, jusqu'à la guérison, du travail pathologique (exostose de la troisième ou quatrième vertèbre cervicale).

En résumé, sept exostoses vertébrales, dont trois à la région dorsale et une à la partie inférieure de la colonne vertébrale.

J'aurais pu étendre cette énumération, et parler de certains cas enregistrés dans le Compendium de chirurgie, de MM. Denonvilliers et Gosselin; d'un fait de Piorry, et d'un autre du Dr Michel. J'ai trouvé que ces faits seraient bons à consulter, et j'ai eu soin de les insérer dans le recueil de mes observations. Cependant je me suis abstenu de les analyser, car je voulais m'arrêter aux faits qui prêtaient le moins à la critique,

Dans les exemples cités plus haut, ou bien l'altération anatomique est mise à jour par l'investigation cadavérique, ou bien les caractères anatomiques de la tumeur sont révélés par l'exploration, par la marche de l'affection, ou par l'influence du traitement.

Carie ; nécrose. — A côté des altérations périostiques, se trouvent les altérations profondes des os, la carie et la nécrose. L'histoire de la carie et de la nécrose syphilitique n'est pas faite avec assez d'exactitude jusqu'ici. Les auteurs se bornent à décrire grossièrement le résultat final, et presque tous admettent d'avance que la marche de la carie et de la nécrose syphilitiques ne diffèrent en rien des autres formes de carie et de nécrose.

Nous lisons dans les Leçons sur la syphilis, faites à l'hôpital Lourcine en 1879, par le Dr Cornil : « La nécrose se produit par le rétrécissement et l'oblitération des canaux de Havers. La partie de l'os dans laquelle la circulation est arrêtée est ainsi privée de ses moyens de nutrition, et, par suite, fatalement vouée à la nécrose. Lorsqu'une partie de l'os nécrosé se sépare de l'os sain ou même altéré, il se produit une ostéite raréfiante entre la partie morte et la partie vivante, qui aboutit à une séparation complète. » Et plus loin : « Les gommes sous-périostites très étendues et très épaisses s'accompagnent le plus ordinairement de la suppuration interminable, de la nécrose des parties de l'os qui restent longtemps emprisonnées, et qui s'éliminent parfois, en laissant de grandes pertes de substance. »

« Dans la nécrose syphilitique, on aperçoit des trous

à la surface du séquestre ; ces orifices se réunissent dans l'intérieur et font présumer que la formation des gommes a précédé celle du séquestre ; le tissu environnant, qu'il soit ou non nécrosé, est souvent éburné et lourd, ce qui constitue un contraste bien frappant (Virchow, loc. cit. ».

A cette catégorie de lésions, se rattachent les faits suivants :

Obs. d'Ollivier d'Angers (service de Dupuytren). — Dans l'observation dé Dupuytren, le corps de la troisième vertèbre cervicale était presque entièrement détruit pàr la carie, et réduit à un petit noyau de la grosseur d'une fève, séparé par conséquent des masses latérales. Le corps de la quatrième vertèbre était rugueux à sa surface, séparé de la troisième et très mobile sur la cinquième, le ligament intervertébral qui les unit étant détruit en grande partie. On n'observait aucune trace d'abcès ; seulement il y avait devant le corps de la quatrième vertèbre cervicale une tumeur aplatie, du volume d'une petite noix, formée par un tissu en tout semblable au tissu fibreux jaune.

Remarque. — Le doute n'est guère possible. La femme qui fait le sujet de cette observation, âgée de 35 ans, était de bonne constitution ; ce n'est qu'à la suite d'une affection vénérienne qu'elle voit sa santé s'altérer ; et la syphilis constitutionnelle se manifeste sous la forme d'accidents tertiaires osseux (exostose du tibia). Serait-il illogique d'attribuer la cause des troubles nerveux et des lésions vertébrales à l'influence de la même diathèse ?

Autre exemple appuyé sur des constatations ca-
davériques :

Obs. de Portal. — Carie vertébrale. Exostoses intracrâniennes. Troubles nerveux multiples. Les corps
des deux premières vertèbres lombaires plus gros
qu'à l'état normal, et atteints de carie. Canal rétréci
en ce point.

L'observation de Portal, très intéressante d'ailleurs,
manque peut-être de détails, surtout relativement
à la maladie syphilitique qui a infecté l'économie.
Néanmoins beaucoup de signes semblent imposer le
diagnostic. Pendant la vie, tumeur formée par les
premières vertèbres lombaires dont les apophyses
épineuses font saillie ; exostoses assez considérables
du tibia droit, qui sont le siège de douleurs nocturnes ; n'est-ce pas la physionomie habituelle des
accidents syphilitiques ? Enfin, nous ferons remarquer
que le produit syphilomateux s'était avancé vers le
canal rachidien, au point de le rétrécir.

Obs. de Zambaco. — Zambaco a vu pour son compte
une carie syphilitique de la quatrième vertèbre cervicale produire des symptômes de dysphagie et d'asphyxie imminentes ; les accidents n'ont pu être dissipés qu'après l'extraction du séquestre nécrosé qui faisait saillie à la paroi postérieure du pharynx.

Obs. de Ogle. — Homme âgé de 40 ans, ressentit en
octobre 1869 des douleurs derrière la gorge qui furent
suivies de dysphagie. A l'examen du pharynx, on
constate une vertèbre à découvert. Quelque. temps
après, il retira lui-même le corps presque entier d'une
vertèbre, probablement la quatrième cervicale, accom-

pagnée d'un disque et d'un fragment de la vertèbre suivante. En décembre, fortes douleurs dans les épaules, nouvelle expulsion des os nécrosés: ceci se renouvela en février de l'année suivante. Le malade finit par guérir.

La nature de la lésion syphilitique non démontrée est rendue possible par l'heureuse influence du traitement spécifique.

Du reste, les cas de nécrose syphilitique avec rejet de séquestres ne sont pas très rares.

Obs. de Beek. — A la session de 1876-1877, de la Société médicale de l'Ulster, Beek rapporte l'histoire d'un syphilitique qu'il soignait depuis neuf ans; le malade, après avoir éprouvé du côté droit de la raideur et des douleurs intenses et nocturnes, rejeta un jour par la bouche un petit morceau d'os qui fut reconnu être la surface antérieure de l'axis. L'amélioration se montra aussitôt.

Cete observation, soumise à la discussion des honorables membres de la Société médicale de Dublin, peut être regardée comme un type de carie et nécroses syphilitiques.

Les faits précédents peuvent être étudiés comme des caries, consécutives à de l'estéomylèite gommeuse ou suppurée.

Il nous reste à montrer des exemples de carie et nécrose consécutives à des ulcères rongeants des parties molles environnantes. A cet ordre de faits appartiennent des observations de lésions vertébrales cervicales ayant déterminé au devant de la colonne vertébrale des tumeurs simulant des abcès rétro-pharyngiens (Cornil, loc. cit.).

Obs. d'Autenrieth. — Un jeune homme de 20 ans présentait de son vivant à la suite d'un chancre diphthéritique, une ulcération de la gorge tellement profonde qu'on pouvait voir à travers la bouche la moelle épinière recouverte seulement par la dure-mère. A l'autopsie, on trouva l'axe antérieur de l'atlas complètement détruit; la face antérieure de l'apophyse odentoïde était également malade; la perte de substance de l'atlas qui laissait voir la moelle était de 11 millimètres.

Obs. de M. le Dr Davasse. — « Toutes ces lésions palato-pharyngiennes étaient confondues dans un amas considérable de matière gommeuse. Je trouvai encore une certaine quantité de cette matière dans le tissu cellulaire sous-muqueux de la paroi pharyngienne postérieure amincie et adhérente; de là elle remontait au devant de la couche musculaire cervicale profonde jusqu'au milieu de l'articulation atloïdo-axoïdienne. Dans plusieurs points, le périoste avait été mis à nu. »

Cette description bien nette des lésions accompagne une observation détaillée et bien faite de la maladie qui suffit pour donner raison au diagnostic posé !

Obs. d'Yvaren. — Nous observons ces phénomènes morbides se produire dans d'autres régions de la colonne vertébrale. Ainsi, dans sa thèse remarquable, Yvaren rapporte un fait intéressant. Les os du sacrum étaient cariés, les chairs qui les couvrent dévorées par un large et profond ulcère. Ici le processus pathologique semble encore avoir débuté à la peau et n'avoir gagné que secondairement le sacrum et les nerfs qui en émergent.

Obs. de Domivel et Leprestre. — Enfin je signale tout particulièrement aux méditations des lecteurs l'observation suivante, dans laquelle la marche des accidents et les lésions anatomiques attestent leur origine syphilitique par des caractères bien évidents. Sur la muqueuse pharyngienne existait une ulcération de la largeur d'un franc ; dans son centre existe un tubercule gros comme une noisette, ramolli dans sa circonférence, dur et squirreux au centre. Il est situé sur la ligne médiane, dans le corps même de la troisième vertèbre cervicale, qui est cariée et perforée, de telle sorte que l'arrière-bouche communique avec la cavité rachidienne par une ouverture irrégulièrement arrondie qui permet d'y introduire le doigt auriculaire.

Obs. de Leyden, de Tomassi. — Et les observations de Leyden, de Tomassi? Le premier, dans son beau Traité clinique des maladies nerveuses, ne dédaigne pas de consacrer un chapitre à l'étude des lésions vertébrales d'origine syphilitique. Ne disposant que de rares documents, il mentionne et analyse les principaux faits déjà signalés par les auteurs français, auxquels il ajoute des caries avec nécrose de nature spécifique de Wilson et d'Autenrieth, ainsi que la narration détaillée d'une maladie qu'il a pu suivre lui-même. Le jeune homme, sujet de l'observation, avait présenté pendant la vie des accidents multiples et des lésions variées irrécusables de la syphilis. L'investigation cadavérique

révéla : une carie de l'atlas et de l'axis, un rétrécissement du canal vertébral.

La marche graduelle, classique de cette maladie,
qui a été bien notée, la sagacité de l'observateur, me
semblent ratifier amplement la pathogénie spécifique
des résultats qui ont été décrits ; et, si la mort fut le
résultat d'une complication étrangère à la syphilis, je
suis convaincu qu'elle a été provoquée par le marasme
syphilitique.

Obs. de M. le Dr Fournier. — M. le professeur Fournier vient d'apporter l'appui de son talent de clinicien
à la consécration d'une question si controversée. Dans
l'intéressante observation publiée dans les *Annales de
dermatologie et de syphilographie* (janvier 1881), les
preuves s'accumulent en faveur du mal de Pott
syphilitique. L'autopsie démontre l'existence de toute
une série de lésions, les unes prévues et faciles à pré-
voir, les autres inattendues ; mais les unes comme les
autres attestent leur origine spécifique.

Ce ne sont plus des constatations grossières, faites
à l'œil nu, mais les résultats d'une inspection minu-
tieuse, à l'aide des verres grossissants, que M. le professeur Hayem s'est chargé de faire connaître.

Voici le résumé textuel de cette série de lésions,
que je dois à l'obligeance de l'auteur :

1° Sarcocèle scléro-gommeux, affectant le testicule
droit ;

2° Restes non équivoques d'une dizaine de tumeurs
gommeuses, situées les unes (pour la grande majorité)
dans les muscles, d'autres dans le tissu cellulaire, et
une dernière dans l'aponévrose fascia lata ;

3° Cirrhose granuleuse du foie, avec périhépatite très intense, enveloppant tout l'organe dans une véritable coque de fausses membranes extrêmement épaissies et résistantes ;

4° Cicatrice caractéristique de la surface du rein ;

5° Production gommeuse enveloppante, le quatrième nerf lombaire gauche à sa sortie du tronc de conjugaison, et dégénérescence gommeuse du même nerf ;

6° Enfin, lésions multiples et considérables d'un mal de Pott affectant la colonne lombaire, surtout au niveau des 3e, 4e, 5e vertèbres de la région ; dénudations osseuses ; épaississement et destruction de membranes périostiques ou ligamenteuses ; lésions d'ostéite condensante ou infiltration purulente et caséeuse; destruction presque complète d'un fibro-cartilage intervertébral ; vaste géode creusée au centre de la colonne lombaire; abcès par congestion dans l'épaisseur de chaque psoae, etc., etc.

Que d'arguments pour démontrer la relation étiologique du mal de Pott avec la syphilis !

L'âge du sujet, sa forte constitution, la coïncidence chronologique des accidents pathologiques, la belle couleur jaune rappelant la teinte de la gomme caséeuse, la circonscription nette et la configuration très régulièrement demi-cerclée des lésions vertébrales, toutes ces raisons réunies ne permettent-elles pas d'affirmer à première vue leur nature spécifique ? Eh bien ! cette première impression a été confirmée par un examen plus approfondi, et surtout par le secours du microscope, qui a fait reconnaître d'une manière non douteuse les caractères des ostéomes gommeux.

Obs. de Portal et du professeur Verneuil. — A rappro-
cher de ce fait intéressant les mémoires instructifs de
Portal et du professeur Verneuil.

Résumons-nous : Sept fois la colonne vertébrale a
été affectee d'exostoses et d'hyperostoses, à des hauteurs différentes : trois fois à la région cervicale, trois
fois à la région dorsale, et une fois à la partie inférieure. Les cas de caries et de nécroses se décompo-
sent ainsi qu'il suit, sous le rapport du siège : neuf fois
à la région cervicale, trois fois à la région lombaire, et
une fois sur les vertèbres sacrées.

Tel est le bilan exact et vérifié des altérations osseuses,
produites par un processus pathologique, dont le début
nous échappe souvent, mais dont l'évolution fatale a
laissé des traces sur les corps, sur les lames ou sur les
apophyses épineuses des vertèbres. D'autre part, si
ces altérations ne présentent pas de signe distinctif
absolu, de caractère pathognomonique capable de révé-
ler leur nature spécifique, il est indéniable, pour tout
esprit non prévenu, que les conditions similaires,
dans lesquelles elles ont évolué sur des tissus divers,
forment un faisceau de probabilités assez puissant pour
parvenir à établir leur relation étiologique avec la
syphilis.

Lésions de la moelle et des nerfs. — Nous ne nous
attarderons pas longtemps à décrire les lésions secondaires des organes voisins, consécutives aux altérations
des vertèbres, d'autant plus que, dans les observations
où elles ont été produites, ces constatations manquent
du contrôle du microscope, et pourraient passer pour
inexactes ou incomplètes.

Cependant les lésions qui atteignent la charpente osseuse du canal rachidien peuvent réagir sur la moelle et sur les nerfs, soit directement, par la compression, soit secondairement, par la propagation du travail morbide à la substance nerveuse. Les faits témoignent de ces deux modes d'influence pathologique (obs. d'Autenrieth; obs. de Dupuytren ; obs. de Portal; obs. de Dominel et Leprestre, etc.). Enfin, au sortir du trou de conjugaison, un tronc nerveux peut être englobé dans une production gommeuse émanée du périoste. (Obs. du Dr A. Fournier.)

En définitive, et c'est ce qui résulte des recherches du professeur Hayem, on trouve les caractères de la myélite qui aboutit soit à la sclérose, soit aur amollissement, suivant les cas. D'autre part, conformément à l'assertion émise par le Dr Lancereaux, nous sommes disposés à admettre que les modifications anatomiques des cordons nerveux intéressés sont de deux ordres, et se traduisent, soit par l'épaississement de la trame conjonctive (névrite interstitielle, hyperplasie diffuse), soit par la présence de nodules comparables à des névrosmes qui, en réalité, ne sont que des tumeurs gommeues.

III. Symptomatologie.

L'étude aride que nous venons d'esquisser nous amène à parler maintenant de la description des symptômes. Cette partie clinique, si pleine d'enseignements, édifiée entièrement avec les éléments puisés dans nos observations, doit nous fournir les moyens d'interpréter les faits bruts de l'anatomie pathologique, en nous faisant assister à la marche et aux incidents des affections.

Les troubles nerveux qui dominent la scène symptomatologique sont des troubles de la sensibilité et de la motilité qui se traduisent par des douleurs d'intensité et de siège variables, et par la diminution, et même par la perte de la contractilité musculaire dans certaines parties du corps.

La douleur, qui se montre au milieu de la colonne vertébrale, peut être limitée à une partie de sa longueur, et souvent même être très localisée, occupant par exemple le sommet d'une ou de plusieurs apophyses épineuses.

A la partie supérieure de la tige osseuse, l'expression symptomatique de la rachialgie ne diffère pas sensiblement des formes douloureuses étudiées dans les caries des vertèbres cervicales. Bornée au cou, la douleur forme une variété de torticolis. Les infiltrations suppuratives ou gommeuses du périoste, les produits pathologiques qui émanent des pièces osseuses, ne sont pas sans retentir sur les tissus constitutifs de cette partie du corps dont l'innervation est si riche.

Il faut tenir grand compte de la remarque de Rust (et ce signe est également mentionné par Ollivier d'Angers et par Sédillot) : à chaque mouvement de tête, les douleurs deviennent intolérables. Le malade éprouve une sensation de lourdeur dans la tête et une raideur à peu près absolue dans le cou ; aussi est-il obligé de tenir la tête immobile quand il la redresse :

ou quand il change de position, on le voit soutenir son occiput avec une ou deux mains (obs. de Dominel et Leprestre, Virchow, Alain, Compendium, Wilson, Leyden, Thomassi, Beek). Cette action de soulever la tête, quand le malade exécute activement et sans en avoir conscience, et à laquelle il ne manque jamais, toutes les fois qu'il quitte la position assise pour se coucher, est un signe pathognomonique de la carie des vertèbres cervicales supérieures.

La forme de la rachialgie est variable : elle peut être contusive, gravative, lancinante ; suivant les cas, continue, comme dans les cas précédents, en revenant par accès (obs. du Dr Allain). Plusieurs circonstances peuvent contribuer à réveiller les douleurs ou à en augmenter l'intensité ; ainsi la pression sur la colonne vertébrale ou l'ébranlement produit par des chocs, fait souvent apparaître une douleur qui ne se montrait pas spontanément. (Obs. de Nélaton, Zambaco.)

Enfin, quand elle se rattache à une lésion de la moelle ou des méninges, ou même à une altération des nerfs, il est habituel que la douleur présente des irradiations suivant le trajet des nerts du plexus cervical ou brachial. (Obs. de Dominel et Leprestre; obs. de Beck, de Zambaco, de Dupuytren, de Wilson.)

La douleur peut aussi avoir son siège le long du dos, et offrir les mêmes formes que précédemment (obs. de Minich, de Portal, de Michel, où les douleurs en ceinture, à la base du thorax et aux membres inférieurs, simulent les douleurs de l'ataxis locomotrice)· Ainsi, raideur douloureuse des muscles, gêne dans les articulations, douleurs intermittentes ou continues, ces caractères semblent insuffisants pour indiquer quel est celui des organes (peau, muscles, pièces osseuses, articulations ou ligaments des rachis, méninges, moelle ou nerfs) qui est particulièrement ou exclusivement affecté ; il arrive cependant qu'on y trouve des présomptions que l'examen des phénomènes concomitants doit détruire ou confirmer.

Dans les observations que nous possédons, il est à noter que les douleurs sont toujours *ostéocopes*, qu'elles siègent ou prennent naissance dans un point fixe du rachis, qu'elles sont accompagnées de déformation de la colonne avec saillie des apophyses épineuses (Portal) ou des corps des vertèbres en avant (Compendium, A. Fournier), ou d'un gonflement appréciable (Piorry, Michel, Minich). Dans d'autres cas, un séquestre expulsé indique la cause de la douleur, en démontrant une carie (obs. de Zambaco, de Beck) ; ou bien l'exploration directe permet de découvrir le point affecté, surtout à la région cervicale (prof. Fournier, obs. du Compendium, d'Autenrieth). L'autopsie révèle aussi cette cause (obs. de Vichow, prof. Fournier, de Dominel et Leprestre, de Dupuytren).

L'élément douleur accompagne d'autres troubles plus graves qui affectent la motilité.

Un des phénomènes les plus constants de la compression de la moelle, c'est la paraplégie. Les symptômes diffèrent suivant la hauteur de la lésion et le rôle physiologique des parties compromises. Nous nous occuperons d'abord des phénomènes qu'on observe lorsque la compression porte sur la région dorso-lombaire, ce qui est le cas le plus fréquent.

Les phénomènes morbides qui sont la suite de la compression de la moelle se développent lentement, insidieusement ; les malades accusent des douleurs névralgiques qui tiennent à la compression des nerfs rachidiens dans les trous de conjugaison. Les nerfs ainsi comprimés peuvent s'enflammer ; on observe alors des symptômes de névrite : hyperesthésie, puis anesthésie, contracture, atrophie des muscles.

Si la lésion comprime également les deux moitiés de la moelle, on voit se développer peu à peu les signes de la paralysie des membres inférieurs ou *paraplégie*. Les troubles moteurs se produisent les premiers ; la sensibilité reste longtemps intacte, ce qui tient à ce que les impressions de sensibilité sont conduites par la substance grise qui ne subit les effets de la compression qu'après les cordons blancs.

Si la compression est légère, les troubles consistent en une simple parésie (obs. du prof. Fournier, de Minich, de Dupuytren, du Dr Allain) ; mais, quand elle est plus profonde, il y a une paralysie complète avec flaccidité. La paraplégie occupe toutes les parties du corps situées au-dessous du point comprimé (obs. de Michel, Godelier; deux obs. de Portal, Dr Allain, Piorry).

L'excitabilité réflexe est conservée dans les membres paralysés. Après un certain temps, les membres, qui étaient flasques, deviennent rigides : cette contracture se rattache à la sclérose descendante des cordons latéraux.

Dans quelques cas, d'ailleurs très rares, la compression de la moelle peut avoir lieu sur une moitié latérale de la moelle seulement ; on observe alors une hémiplégie ou une hémiparaplégie (obs. de Wilson). Dans l'observation de Leyden, il se produisit une hémiplégie presque soudaine, comme apoplectique : ce qui la faisait ressembler encore davantage à une hémorrhagie cérébrale, c'est que le malade pouvait circuler encore quelque temps après, et pourtant il y avait luxation entre l'atlas et l'axis. A une phase ultérieure, on eût pu croire à une paralysie par compression, car la sensibilité était moins compromise que la motilité ; les réflexes étaient fortement exagérés, et ils présentaient une particularité due au siège élevé qu'occupait la lésion dans la moelle ; ils se produisaient du côté opposé à celui sur lequel portait l'exaltation : ainsi, lorsqu'on excitait la jambe gauche, c'étaient les membres droits qui entraient en mouvement (Leyden).

Au début de la paraplégie, il existe de la constipation et de la rétention d'urine qui, à la dernière période, se changent souvent en incontinence des matières fécales et des urines (obs. de Portal, Dr Allain).

Les troubles de la sensibilité surviennent le plus souvent d'une façon tardive ; les réflexes sont exagérés, lorsque la compression a séparé, pour ainsi dire, de l'encéphale une portion de la moelle ; le malade ne peut imprimer aucun mouvement volontaire à ses membres inférieurs, et cependant la plus légère excitation périphérique provoque dans ses membres des crampes, des mouvements violents et quelquefois de véritables convulsions (obs. de Portal, de Dominel et Leprestre.

La compression de la moelle cervicale, si elle est suffisante, donne lieu à une paralysie des quatre membres, *paraplégie cervicale* (obs. de Virchow, de Dominel et Leprestre). Le plus généralement, les membres supérieurs seuls sont paralysés ; peut-être parce que les conducteurs des incitations motrices volontaires des membres supérieurs sont plus superficiels, et par suite plus faciles à comprimer que ceux des membres inférieurs, ou bien parce qu'il y a compression des racines nerveuses, à leur passage à travers les trous de conjugaison (obs. de Dupuytren, de Nélaton). Broadbent (*Brit. med. Journal*, 1874), dans les Leçon sur les maladies du système nerveux d'origine syphilitique, cite plusieurs observations intéressantes : 1° Un cas de névralgie des nerfs des bras et du cou, dues probablement à des périostites et aux compressions consécutives sur les nerfs à leur sortie des trous de conjugaison : ces accidents cédèrent rapidement à l'usage de l'iodure de potassium ; 2° des observations de paralysies partielles des bras, de la main, des doigts.

On observe quelquefois des troubles oculo-pupillaires, caractérisés par la contraction ou la dilatation de l'iris (obs. de Wilson). On sait, depuis Budge, que le centre cilio-spinal est situé dans la moelle cervicale et que, lorsqu'on irrite cette dernière, on détermine des phénomènes du côté de la pupille. On observe aussi des troubles vaso-moteurs, des troubles fonctionnels de la vessie et du rectum. Le pouls, lent, s'accompagne quelquefois d'accès se répétant irrégulièrement, tantôt syncopaux et apoplectiques ; l'état syncopal est suivi de stertor, puis même de convulsions épileptiformes ;

l'intelligence reste intacte (obs. du Dr Davasse, de Portal, Dr Allain).

Réactions sur les autres organes voisins. — La déglutition est très pénible et très gênée, ce qui ne tient pas uniquemement à l'obstaclé mécanique qui bouche l'entrée de l'œsophage (obs. du prof. Fournier, Compendium), mais encore à ce que chaque tentative de déglutition est extrêmement douloureuse ; mais, en admettant même que le mouvement de déglutition s'opère malgré la souffrance, les aliments ne pénètrent pas pour cela dans l'estomac, ils reviennent par le nez ; quelquefois le malade ne parvient même pas à calmer sa soif. En outre, la pression exercée par le produit morbide détermine un besoin continuel d'avaler, ce qui, grâce à la sensibilité de la région et à l'absence de déglutitions effectives, devient une véritable torture. La difficulté de la déglutition a un autre effet, c'est l'accumulation continuelle de la salive dans la bouche (obs. du Dr Davasse).

Des vomissements à retours fréquents s'observent souvent comme premiers symptômes de la compression de la moelle cervicale. Charcot rapproche ces crises gastriques de celles qu'on observe dans l'ataxie locomotrice. La dysphagie, le hoquet précèdent quelquefois la paralysie comme dans le cas du professeur Fournier.

Ajoutons la gêne de la respiration et de la parole, due à la pression exercée sur le larynx et sur les nerfs de la région ; accès de suffocation (obs. de Dominel et Leprestre, Wilson, de Minich). D'après ce dernier, l'embarras de la parole de son malade allait en augmentant, au point qu'il ne pouvait plus se faire comprendre. Dans ces cas, du reste, en respectant la gorge et en y introduisant le doigt, on peut reconnaître en général les parties lésées (obs. de Zambaco, de Saint-Louis, de W. Ogle, Allain, Tomassi, Beek, A. Fournier). Enfin A. Cooper raconte qu'une exostose syphilitique de la 6e au 7e vertèbre cervicale comprimait l'artère sous-clavière, et avait fait disparaître les pulsations dans les artères du bras correspondant.

Après avoir présenté le tableau synoptique des symptômes observés dans les divers mémoires que nous avons parcourus, nous devrions sans doute apprécier les caractères de ces signes morbides et leur attribuer, d'après leur manière d'être et leur réunion avec d'autres, une valeur diagnostique, de façon à en faire ressortir le pronostic et en tirer les déductions pratiques.

Il faut maintenant cesser d'être un observateur passif de troubles anatomiques ou fonctionnels pour devenir actif et intervenir dans le cours et le développement de ces affections. Or, pour interpréter les faits, il faut, comme dit Racle, faire entrer dans le diagnostic les éléments de deux ordres : les caractères de la maladie elle-même et les conditions au milieu desquelles se trouve le malade.

Lorsqu'on se livre à la lecture attentive du récit des nombreux faits dont nous publions les détails plus loin, on est frappé des analogies saisissantes présentées par les diverses circonstances dans lesquelles ont évolué les accidents. Dans les observations où l'histoire de la maladie est complète, les signes anamnestiques ou commémoratifs à toutes les conditions qui sont distinctes des symptômes de l'affection elle-même ont, sans aucune contestation, une utilité capitale.

Le plus habituellement, les sujets sont arrivés à l'âge moyen de la vie, et, sous l'influence de la syphilis, présentent actuellement à l'observateur des signes bien manifestes de la diathèse. Ici, les autres parties du squelette sont affectées d'exostoses facilement appréciables ; là, des ulcérations chancreuses, des pustules, des syphilides tuberculo-ulcéreuses, des gommes du voile du palais, ou d'autres altérations des muscles, des testicules, etc., dénotent et affirment hautement l'existence de la syphilis. Puis à la suite, après un début lent, insidieux, quelquefois sous un masque trompeur, apparaissent les phénomènes nerveux dont des signes matériels, irrécusables, traduisent le plus souvent la nature spécifique. (Obs. d'Autenrieth, de Dominel et Leprestre ; de Dupuytren, d'Yvaren, de Virchow, de Portal, de J. Cloquet.)

D'autre part, l'influence bienfaisante du traitement spécifique, lequel, s'il ne dissipe pas entièrement les accidents, conjure du moins les dangers imminents, n'est-elle pas un renseignement essentiel, bien propre à éclairer le diagnostic? Des faits de guérison authentiques, rapportés par des auteurs dont l'honnêteté scientifique est incontestable, sont dignes de ramener les hésitants et les opposants. (Obs. d'Autenrieth, de Godelier, de Michel, de Wilson, de Zambaco, de Beck, de Tomassi, du professeur A. Fournier.)

Je ne peux pas d'ailleurs, sans m'écarter des limites que je me suis tracées, faire un diagnostic différentiel des affections nerveuses syphilitiques de cause indirecte. Je me contente d'étayer de ces simples considérations les assertions que j'ai émises dans le cours de ce travail.

Pour cette raison, je n'ai que quelques mots à ajouter sur le pronostic et le traitement des lésions vertébrales d'origine syphilitique.

Le pronostic est variable. Il sera d'autant plus grave que l'altération organique, développée sous l'influence spécifique, sera plus étendue et plus avancée, et qu'elle intéressera les organes les plus essentiels à la vie (obs. de Dupuytren, de Virchow, de Dominel et Leprestre, Dr Davasse). A aucun moment de l'affection on n'est en mesure de promettre à coup sûr une heureuse issue.

Traitement. — C'est dans la forme exsudative et dans les affections symptomatiques des lésions osseuses ou fibreuses, que le traitement spécifique réussit souvent au delà de toutes les prévisions. Ce sont des guérisons de ce genre qui ont fait dire à Jos. Frank, et plus tard à Trousseau, que le mercure fait souvent des miracles.

En effet, les médicaments dits spéciques sont ceux qui doivent être employés contre les manifestations tardives de la syphilis sur les vertèbres. Aux frictions mercurielles, ou aux préparations internes du mercure, il sera utile d'associer l'iodure de potassium seul ou le sirop de Gibert, et l'on sait, d'après les observations, que ces moyens héroïques ont donné des améliorations inespérées et de très beaux résultats.

OBSERVATIONS

OBSERVATION PREMIÈRE.

Le Dr Michel, article *Exostoses du rachis,* dans le Dictionnaire encyclopédique des sciences médicales , relate l'observation d'une femme chez laquelle le début de la maladie osseuse pouvait offrir des chances d'erreur.

« Il y a douze ans, une femme de 45 ans, mariée, ayant eu trois enfants, vint me consulter pour une tumeur ulcérée située sur le pariétal gauche. Cette tumeur datait de plusieurs mois. L'ulcération était fongueuse, grisâtre; autour d'elle existaient trois ou quatre pertuis cutanés. En introduisant un stylet par ces diverses ouvertures, on arrivait aisément sur l'os carié dans certains points, nécrosé dans d'autres. Malgré toutes mes questions et mes investigations, il me fut impossible d'admettre l'existence antérieure d'une syphilis. Son mari, ses enfants étaient bien portants. Le développement de cette tumeur avait été accompagné de céphalée avec irradiation nerveuse qui ne laissait aucun repos à la malade. Sous cette influence, l'amaigrissement était survenu, et l'ensemble de la personne reflétait les caractères d'une cachexie avancée.

Toutefois, je lui proposai la résection de toutes les parties du pariétal atteint. L'opération fut acceptée. Après l'avoir chloroformée, j'incisai crucialement les ligaments malades, et je mis à nu une tumeur osseuse, formée par l'exagération du tissu spongieux du pariétal et de nouvelle production du périoste. Toutes les cavités étaient remplies d'une substance analogue à du miel fondu. Avec le ciseau et le maillet je cernai cette tumeur.

Quel ne fut pas mon étonnement, lorsque je sentis mon ciseau pénétrer avec la plus grande facilité les bords du pariétal en apparence sains ! J'enlevai donc toute la tumeur, et m'aidant de l'action des pinces à pansement, j'arrivai à détacher plus de 5 centimètres carrés du pariétal lui-même.

Le cerveau battait au fond de la plaie dans toute cette étendue ; les lambeaux furent rapprochés, et la plaie pansée simplement avec une couche d'ouate. Tandis que je soignais la cicatrisation, je vis un beau matin, à la suite de légères douleurs locales, apparaître de nouvelles tumeurs au front, à l'occipital ; ces tumeurs se ramollirent rapidement. Une d'elles, poncionnée, laissa couler un liquide analogue à du sirop de gomme ; je crus dès ce moment avoir affaire à des gommes syphilitiques.

Un traitement mercuriel et iodé fut institué. Continué pendant deux mois, il produisit les meilleurs résultats. Depuis plusieurs mois j'avais perdu de vue cette malade lorsqu'elle me revint cette fois portant une tumeur exactement semblable sur la *région dorsale*, à la hauteur des apophyses épineuses des premières vertèbres. Le développement de cette nouvelle poussée s'était accompagné de douleurs formidables dans les membres inférieurs, en ceinture à la base du thorax. et finalement d'une paraplégie incomplète. La tumeur, ponctionnée, laissa écouler le même liquide que les précédentes. On sentit aisément, après l'écoulement, une augmentation du volume des parties accessibles des vertèbres voisines.

Un nouveau traitement fut institué et suivi cette fois pendant trois mois au moins. Par intervalle, pendant plus de deux ans, je fis reprendre K I. Depuis cette époque la guérison a été définitive et s'est maintenue. Aujourd'hui on peut s'assurer d'une reproduction complète de l'os pariétal réséqué.

Un malade était atteint de gonflements doulcureux des dernières vertèbres cervicales, avec fourmillement et faiblesse du membre supérieur gauche. Le traitement ioduré à l'intérieur et à l'extérieur, joint aux précautions hygiéniques, fit diminuer cet état local du rachis, et avec lui les symptômes présentés par le membre supérieur. (Michel, loc. cit.)

Obs. II (Gros et Lancereaux). — Carie vertébrale. Exostoses intracrâniennes. Troubles nerveux multiples. Mort.

Homme de 36 ans, atteint depuis quelques mois d'une paralysie incomplète des extrémités inférieures et d'une tumeur peu douloureuse formée par les premières vertèbres lombaires dont les apophyses épineuses font saillie ; exostoses assez considérables du tibia

droit qui sont le siège de douleurs nocturnes. Accès épileptiques
assez fréquents et des plus violents, le plus souvent nocturnes.
(Frictions mercurielles; sudorifiques.) La plupart des accès sont pré-
cédés de douleurs violentes dans le tibia et suivis de vertiges, de
nausées et de vomissements. Trois mois après, le malade succomba
à une attaque apoplectique survenue après un violent accès d'épilepsie. Autopsie : corps des deux premières vertèbres lombaires plus
gros qu'à l'état normal et atteints de carie. Canal vertébral rétréci en
ce point. Liquide rachidien abondant, jaunâtre avec quelques flocons
blanchâtres; moelle épinière ramollie. Intumescences osseuses saillantes de plusieurs lignes, les unes pointues, les autres gommeuses,
placées le long de la suture sagittale ; cerveau et moelle allongée
indurés. (Portal, *De la nature de l'épilepsie.*)

OBS. III. — Syphilis. — Traitement mercuriel et hydrothérapique. —
  Douleur et raideur de la nuque. — Paralysie des bras. etc. — Mort.
  — Destruction étendue et cicatrisation des os du crâne. — Apla-
  tissement et sclérose du cerveau. — Légère hydrocéphalie. —
  Exostose du corps des vertèbres et épaississement de la dure-mère
  spinale.

Le 14 octobre 1845, le docteur Petri, médecin major, me pria de
faire l'autopsie d'un officier décédé à la maison des Invalides de
Berlin. C'était un homme arrivé à la période moyenne de la vie ; il
avait eu un chancre et fut ensuite affecté de syphilis constitutionnelle.
Un chirurgien lui donna d'abord du calomel, puis plus tard du sublimé.
Après avoir suivi les médications de Drondi, de Berg et Zittmann, il
alla plusieurs fois à Grafenberg, établissement hydrothérapique de
Priessnitz. Il en revint très fortifié, mais continua à porter des linges
mouillés autour du cou. Il se plaignait de douleurs à la nuque, qui
s'étendaient jusqu'au bras. Peu à peu la nuque devint raide, et il
survint dans les derniers jours une paraplégie avec engourdissement des bras, et enfin de l'emprosthotonos de la partie supérieure du
corps.

On ne fit l'ouverture que de la tête et de la partie supérieure de
la moelle épinière. Cet homme, d'une stature assez puissante, quoique les parties supérieures du corps fussent très amaigries, présentait en outre des tophi dans le tibia droit. A la tête, il y avait destruction de presque toute la partie supérieure des os du crâne et des
parties molles; destruction comblée par une cicatrice fibreuse, épaisse,

calleuse, plate et fort tendue, qui s'étendait sur les régions des os
du front, du sinciput, de l'occiput et des tempes. Le cuir chevelu
était comme refoulé en partie aux limites de la cicatrice, et était
comme attiré en dedans. Les os présentaient en partie sous les bords
de la cicatrice, en partie sous le cuir chevelu, de nombreuses saillies
et bosselures et, en arrière, deux saillies en forme de crochets ressemblant aux cornes d'un bonnet de fou. Au pourtour de la cicatrice,
la peau était très lâchement unie avec les os, qui présentaient des as-
pérités et une riche vascularisation. La cicatrice même pouvait être
séparée en deux lames intimement unies à la dure-mère: elles contenaient un grand nombre de fragments osseux, allongés, aplatis. La
dure-mère était appliquée et tendue au-dessous des pertes osseuses,
et ne répondait en aucune façon à la voussure normale du cerveau.

Le sinus longitudinal était intact, le cerveau déprimé supérieure-
ment; les circonvolutions aplaties, petites, contenaient peu de sang;
la substance cérébrale elle-même était jaunâtre, très tenace, et sa
consistance ressemblait presque à du cuir. Les ventricules contenaient
beaucoup de sérosité. Plexus choroïdes intacts, glande pinéale volumineuse et très résistante, épendyme résistant. Base du cerveau normale. Moelle allongée et moelle épinière relativement molles, et un
peu œdémateuses. Quelques lamelles tendineuses dans l'arachnoïde
spinale; entre *les troisième et sixième vertèbres cervicales*, la dure-
mère présentait trois fois son épaisseur normale; elle adhérait aux
corps des vertèbres par un tissu conjonctif abondant et résistant. Le
cou est complètement raide, même après la section de tous les muscles. Sur les bords des *cartilages vertébraux*, on remarque des
exostoses qui déforment le cartilage; on en trouve de semblables au
niveau du canal vertébral; après leur section seulement, le cou
redevient mobile. (In Virchow, *La syphilis constitutionnelle*, trad.
de Picard. 1860.)

Obs. IV (de Wilson).

Un jeune homme de 28 ans, bien constitué, éprouve, en 1853, des
douleurs vives dans le fond de la cavité orbitaire gauche, de la surdité de l'oreille du même côté, de plus une paralysie du sourcilier
gauche et du droit interne du même œil. Pupilles dilatées, enroue-
ment, gêne de la déglutition. La main et le bras du côté gauche sont
déviés et paralysés, de même que le pied gauche. Les vertèbres cer-

vicales et les épaules sont douloureuses. Le malade ne peut relever la tête de dessus son oreiller ; le sommeil est troublé par de vives souffrances.— Il a eu autrefois la syphilis ; il porte des cicatrices sur le pied et des tuméfactions indolores sur le tibia. Quelques vertèbres cervicales gonflées, plusieurs autres présentent des hyperostoses. — Frictions mercurielles. — Séton à la nuque. — Décoction de salsepareille. — Quatre jours après, le malade commence à saliver ; au dixième, il pouvait avaler, avait un sommeil tranquille et ne souffrait presque pas. — La guérison fut à très peu près complète. (Transactions of a Society for the improvement of med. and chirurg. Knowledge. London, 1812, vol. III, p. 115 et 121.)

Obs. V, VI, VII, VIII (extraites du Compendium).

Obs. V (de *J. Cloquet*).—M. J. Cloquet a disséqué le cadavre d'un homme mort d'une paraplégie qui avait résisté à tous les moyens usités en pareil cas ; la maladie était causée par une exostose des lames de la dixième vertèbre dorsale. La tumeur, très compacte, du volume d'une balle de calibre, oblitérait le canal vertébral, et avait tellement comprimé la partie correspondante de la moelle, qu'elle était en quelque sorte réduite à ses seules membranes.

Obs. VI. — Exostose provenant de la sixième ou septième vertèbre cervicale, comprimait l'artère sous-clavière, et avait fait disparaître les pulsations dans les artères du bras correspondant.

Obs. VII (d'*Ast. Cooper*).—A. Cooper cite un fait de fracture des premières vertèbres cervicales, fait qui lui a été communiqué par Else, et dans lequel une femme, soumise depuis quelque temps à un traitement mercuriel, mourut en s'asseyant sur son lit ; on trouva une fracture de l'apophyse odontoïde qui avait favorisé une luxation de l'atlas en avant, et par suite une compression du bulbe ; mais dans ce cas, la fracture avait été préparée sans doute par une altération de l'os.

Obs. VIII. — Un homme vient à la consultation de Saint-Louis pour une gêne considérable qu'il éprouvait dans la voix, la déglutition et les autres fonctions de la bouche et du pharynx. La maladie était produite par une exostose du corps des vertèbres cervicales qui pressait en avant le voile du palais, et s'était avancée jusqu'au niveau de l'isthme de l'arrière-bouche.

Obs. IX (Gros et Lancereaux). — Paraplégie.

M. Godelier cite un cas de paraplégie provenant de la compression de la moelle par une exostose, située au bas de la colonne vertébrale : traité sans succès par le mercure, le malade fut soumis à l'action de KI. L'emploi alternatif des deux médicaments amena enfin la résolution de la tumeur, la cessation de la compression et la disparition de la paraplégie. (Godelier. Procès-verbaux de la Société de méd. de Strasbourg, séance du 3 janvier 1849.) Cas rapporté par M. Ch. Bedel. Thèse : Syphilis cérébrale. Strasbourg, 1851, p. 33.

Obs. X. — Exostose de la deuxième vertèbre dorsale. — Troubles nerveux multiples. — KI. — Guérison. — Mort par excès de boissons.

Vieux militaire, ayant eu de nombreux accidents syphilitiques, éprouve de la faiblesse dans les jambes, de la paralysie des sphincters et de l'embarras de la parole. Ce dernier symptôme augmenta au point que le malade ne pouvait plus se faire comprendre. En examinant la colonne vertébrale, on constate une *saillie* douloureuse vers la deuxième vertèbre dorsale. Toutes les nuits, le malade éprouve des douleurs intenses dans la tête et vers le point saillant de l'épine dorsale. (KI, vésicatoire volant, deux raies de feu au niveau de l'exostose). Au bout d'un mois, la parole est redevenue normale, les jambes ont repris leurs forces. A peine guéri, le malade s'enivre plusieurs jours de suite, et est trouvé mort dans son lit.

Pas d'autopsie. (Minich, de Padoue. An. de Thérap., Tome V., p. 423.)

Obs. XI. — Périostose ou exostose de la troisième vertèbre lombaire. — Paraplégie.

A propos de l'influence que la syphilis peut avoir sur les maladies du rachiz « dans un cas j'ai eu recours avec un très grand succès à l'iodure de potassium et au protoiodure d'hydargyre. Il s'agit, dans ce fait, d'une périostose ou une exostose de l'apophyse transverse gau-

che de la troisième vertèbre lombaire, de cause évidemment syphilitique, comprimant le nerf lombaire correspondant, et ayant aussi
causé soit des douleurs dans les plexus lombaires et sciatiques et
dans le nerf sciatique, soit une paralysie dans les extrémités inférieures du même côté. En un mois, sous l'influence d'un traitement
par l'iodure de potassium et le protoiodure d'hydargyre, l'apophyse
transverse malade reprit ses dimensions normales, et la sensibilité
ainsi que les mouvements se rétablirent d'une manière parfaite. »
(Piorry. Extrait du mémoire sur les affections du rachis désignées
sous le nom de mal de Pott. — Mon. des hôp., tome I, p. 470.)

Obs. XII. — Paralysie du membre supérieur droit, due à la compression de certains filets des plexus cervical et brachial par une
exostose syphilitique.

Un homme d'environ 34 ans est admis dans le service de M. Nélaton, à l'hôpital des Cliniques, pour y être traité d'une paralysie du
membre supérieur droit. Cet homme, d'une constitution assez bonne,
avait, comme soldat de la marine, habité pendant quelque temps une
de nos colonies. Jamais il n'avait subi d'atteinte de cette colique
sèche que l'on observe quelquefois chez les marins. Il raconte que
quelques jours avant son entrée à l'hôpital, il s'est réveillé un matin,
complètement paralysé du membre supérieur droit, sans douleur
aucune, alors même qu'on imprimait des mouvements à son bras. Il
n'éprouva d'abord que du fourmillement et de l'engourdissement
dans les doigts et une sensation de froid dans tout le membre. Trois
ou quatre jours après le début de la paralysie, il commença à sentir
une douleur lancinante, limitée à la région de la clavicule droite.
Cette douleur se montra d'une manière intermittente et peu intense.
La paralysie, qui d'abord avait atteint tous les muscles du membre,
s'était ensuite localisée dans les muscles qui meuvent le bras sur
l'épaule. Dans un premier examen on crut à une paralysie du deltoïde. L'exploration par l'électricité révéla qu'une partie du trapèze,
du grand dentelé, du deltoïde et du grand pectoral ne se contractait
pas sous son influence. Comme conséquence, on éloigna l'idée d'une
lésion cérébrale et l'on soupçonna une lésion de la moelle ou des
nerfs qui animent ces divers muscles. A un examen plus minutieux
on constata dans la région cervicale droite, et au niveau de l'emer-
gence des nerfs qui constituent le plexus cervical et brachial, l'exis-

tence d'un point très sensible à la pression qui y déterminait une douleur s'irradiant dans tout le membre supérieur. C'était aussi dans ce point de la colonne vertébrale que le malade rapportait les douleurs lancinantes qui lui revenaient irrégulièrement et spontanément.

Traiter l'affection locale, cause de la paralysie, était la première ndication à remplir. M. le professeur Jarjavay, remplaçant M. le professeur Nélaton, fit appliquer un vésicatoire sur la région postéieure du cou et pensa que l'électrisation des muscles paralysés pourrait, jusqu'à un certain point, entretenir leur vie locale ou diminuer e dépérissement inévitable des muscles qui ne recevaient plus l'influx nerveux. Mais ni le vésicatoire, ni l'électrisation, ne purent arrêter la marche de l'atrophie musculaire: les douleurs primitivement intermittentes et limitées à la région cervicale devinrent continues et s'irradièrent dans tout le membre en s'exaspérant la nuit. Un mois environ après l'entrée du malade à l'hôpital, M. le professeur Nélaton reprit son service. En cherchant la nature de l'affection, il trouva dans l'histoire du malade une infection syphilitique, et pensa alors qu'une exostose, exerçant une compression sur les racines des plexus cervical et brachial, pouvait bien être la cause de la paralysie ; l'apparition d'une roséole syphilitique vint confirmer le diagnostic. Un traitement spécifique fut institué. En peu de jours les douleurs disparurent, puis la paralysie diminua progressivement, dans les muscles qui n'avaient pas ou qui avaient peu perdu de leur contractilité électrique. (Mémoires de la Société de chirurgie de 1852; par M. Debout.)

Obs. XIII. — Compression de la moelle épinière par une ou plusieurs exostoses syphilitiques. — Paralysie progressive de la sensibilité et de la locomotion, par le Dr Allain (d'Angers).

M. X..., capitaine d'infanterie, 36 ans, d'une bonne constitution, pas d'antécédents syphilitiques. Au mois de janvier 1857, après un coït infectant, apparut à la verge un chancre induré compliqué bientôt d'adénopathie inguinale multiple, indolente. Aucun traitement immédiat. Six semaines environ après l'apparition du chancre, se déclarèrent les accidents suivants : engorgement des ganglions post-cervicaux, impetigo du cuir chevelu, roséole syphilitique, plaques muqueuses labiales et gutturales. Alors seulement fut prescrit un

traitement spécifique, consistant dans l'usage de pilules de bichlorure de mercure. Une salivation mercurielle, qui se déclara trois
semaines après le commencement du traitement, força le malade à
le supendre ; la salivation guérie, on prescrivit l'iodure de potassium
pendant quarante-cinq jours.

Cependant les accidents secondaires se traduisaient par d'autres
manifestations, différentes par leur siège : des plaques muqueuses
se montraient au pourtour de l'anus ; à la roséole syphilitique avait
succédé une syphilis pustuleuse.

Au mois de mai 1857, M. le Dr Ricord, consulté, prescrit un trai-
ement dont le proto-iodure de mercure forme la base ; ce traitement
est suivi pendant quatre mois : au bout de ce temps, le malade est
mis pendant deux mois à l'usage de l'iodure de potassium.

En novembre 1857, nouvelles manifestations syphilitiques, pa-
pules muqueuses sur la langue, à la face interne des joues ; le malade
est remis pendant deux mois à l'usage des mercuriaux associés à
l'iodure de potassium.

En janvier 1858, des accidents d'un autre ordre apparurent : le
tibia gauche devint le siège d'une périostite située à la partie supérieure : des douleurs rhumatoïdes se déclarèrent dans plusieurs articulations. Le malade, d'après les conseils de M. Ricord, est remis à
l'usage de l'iodure de potassium dont les doses alternativement crois-
santes et décroissantes sont portées de 1 gramme à 3 grammes. Ce
traitement est continué pendant cinq mois.

Vers le 15 juin 1858, époque à laquelle je suis appelé à donner
des soins réguliers à M. X..., apparaissent, sur le trajet de la colonne
vertébrale, des douleurs continues, exaspérées par les mouvements
de flexion et d'extension ; en même temps, le malade accuse à la
partie postérieure de la tête des douleurs intermittentes, ayant leur
point de départ au niveau des premières vertèbres cervicales, et s'irradiant le long de l'occiput.

Ces douleurs qui, selon les expressions du malade, ont la rapidité
de l'éclair, le font cruellement souffrir. Les mouvements de flexion
de la tête sont impossibles ; à peu près à la même époque, on constate
l'existence de points douloureux, dont l'un est situé en arrière, à
l'angle inférieur de l'omoplate gauche, l'autre au-dessous du mame-
lon gauche. Bientôt après, la faiblesse se montre dans les membres
inférieurs. Le membre pelvien droit est le siège d'un engourdissement qui, suivant une marche ascendante et progressive, s'étend du

pied à la jambe, à la cuisse, aux parties génitales, à la fesse et à l'hypochondre.

Du côté gauche, l'engourdissement n'occupe pendant assez long-temps que les orteils. La marche est incertaine, vacillante : le pied droit se relève difficilement : aussi le malade trébuche-t-il au moindre obstacle. L'incertitude dans la marche existe surtout le matin au ré-veil ; parfois des crampes se manifestent dans les jambes ; les mem-bres supérieurs sont affectés d'un tremblement continuel : plus tard la paralysie s'étend à la vessie et au rectum. L'écoulement des urines est continu, l'excrétion des matières fécales est involontaire; la sen-sibilité s'éteint complètement dans les membres inférieurs jusqu'à l'ombilic; la contractilité musculaire est abolie dans les mêmes ré-gions. L'intelligence est saine, les digestions sont bonnes; rien à noter du côté des organes thoraciques et abdominaux; pas de fièvre.

L'affection avait parcouru ses différentes phases dans l'espace de trois semaines. Nous diagnostiquons une compression progressive de la moelle épinière par une ou plusieurs exostoses syphilitiques. L'iodure de potassium, le spécifique des accidents tertiaires, vint bientôt, par son action, confirmer le diagnostic que nous avions porté. Tel avait été également l'avis de plusieurs de nos confrères, et entre autres de M. le Dʳ Le Fleury, qui avait bien voulu nous éclairer de ses lumières.

En présence d'accidents aussi graves, dont la marche était sans cesse croissante, nous prescrivîmes une application de quinze sang-sues sur le trajet de la moelle épinière : nous fîmes faire des fric-tions mercurielles sur la colonne vertébrale, et nous donnâmes l'io-dure de potassium à la dose de 3 grammes dans les vingt-quatre heures; la dose de ce médicament, sur lequel nous comptions sur-tout pour enrayer la marche de cette redoutable affection, fut rapi-dement portée à 6 grammes par jour.

Après quinze jours de cette médication, c'est-à-dire vers la fin de juillet, on constata l'état suivant : la sensibilité est revenue en par-tie ; le malade peut exécuter quelques mouvements dans son lit; ainsi il peut placer une jambe sur l'autre. En même temps, il se plaint de crampes très douloureuses dans le membre pelvien droit ; il accuse dans les membres inférieurs de l'engourdissement qui s'accompagne de fourmillements et d'une sensation de froid. La vessie et le rectum sont toujours complètement paralysés.

L'amélioration lente, mais continue, fait des progrès jusqu'au 10 août, époque à laquelle une complication inattendue vint mettre les jours de ce malade en danger. Un lavement d'eau salée avait été prescrit pour vaincre la constipation, lorsqu'à la suite d'un effort que fit le malade pour garder son lavement (la canule étant toujours dans le rectum), il ressentit une douleur violente qui se propagea à tout l'abdomen. La fièvre s'alluma (130 pulsations par minute), des nausées et des vomissements se déclarèrent, le ventre devint tendu et très douloureux.

Nous cherchions à nous rendre compte de la cause qui avait déterminé des accidents aussi graves et aussi rapides, lorsqu'en pratiquant le toucher par le rectum, nous constatâmes, à 2 centimètres de l'ouverture anale, une déchirure d'un centimètre environ, très douloureuse au toucher. Cette déchirure avait été produite par la canule en ivoire dont s'était servi notre malade.

Deux applications successives de sangsues, de larges compresses recouvertes d'onguent mercuriel, parvinrent à arrêter assez promptement ces accidents et, le 17 août, le malade reprenait son traitement par l'iodure de potassium.

L'amélioration dans les symptômes de la paraplégie devint chaque jour plus grande, et, le 30 septembre, le malade était dans l'état suivant : la sensibilité est revenue dans les deux membres; les mouvements sont de plus en plus étendus, le malade marche appuyé sur l'épaule de son domestique, la paralysie de la vessie et du rectum a disparu en grande partie; l'émission de l'urine n'est plus continuelle, ni involontaire, le besoin d'uriner se fait sentir deux ou trois fois par jour, et M. X... peut conserver ses urines. La santé générale est excellente, l'appétit très vif. M. X... nous fait part du désir qu'il a de se rendre à Paris, près de sa famille.

Nous considerons ce malade comme étant en bonne voie de guérison; aussi, ne nous opposons-nous pas à son départ, qui a lieu le 1er octobre. (*Moniteur des hôpitaux*, octobre 1858.)

Obs. XIV (recueillie dans le service de M. Dominel, chirurgien en chef de l'Hôtel-Dieu de Caen, par F. Lepestre D. M. P., chirurgien adjoint). — Syphilis constitutionnelle. — Carie d'une vertèbre. — Hématorachis suivie de la mort. — Surdité. — Convulsions cervicales. — Paralysie. — Ulcérations pharyngiennes. — Perforation de la troisième vertèbre cervicale. — Lésions encéphalo-rachidiennes.

La nommée Chirot, ouvrière, âgée de 33 ans, contracte en 1828 une blennorrhagie et deux chancres de la membrane muqueuse vaginale, dont elle méconnut la nature et pour lesquels elle ne subit aucun traitement. Six mois après, ces symptômes ayant disparu spontanément, il survint dans l'arrière-bouche une ulcération du voile du palais et du pharynx, qui fit en peu de jours de rapides progrès. Un médecin consulté prescrivit aussitôt un traitement mercuriel composé de sirop de Cuisinier, de la décoction des quatre bois sudorifiques, et de trois pilules mercurielles (nous n'avons pu savoir la dose du mercure). Sous l'influence de ce traitement, les symptômes n'ayant fait que s'aggraver, on substitua à ces pilules la liqueur de Van Swieten qui fut prise pendant trois mois, à la dose, chaque matin, d'une cuillerée à bouche. Malgré l'emploi de ces moyens, l'ulcération continuant de ronger le voile du palais, Chirot entra à l'Hôtel-Dieu le 17 avril 1829, dans l'état suivant : amaigrissement, pâleur de la face, sécheresse de la peau, qui est ridée et flétrie, pouls petit et fréquent, digestions pénibles, surdité assez prononcée, voix nasonnée, les dents sont déchaussées et vacillantes, l'arrière-bouche fortement enflammée, les quatre cinquièmes du voile du palais détruits, le reste envahi par un ulcère d'aspect grisâtre, présentant des lambeaux de même couleur, les amygdales doublées de volume et enflammées, plusieurs pustules humides couvrent le front, les sourcils et la racine des cheveux. Depuis la première maladie vénérienne, Chirot n'était pas réglée. (Diète, demi-bouillie matin et soir, orge oximel ; julep diacode, bains de pieds, bain général tous les trois jours.) Tel fut le traitement employé pendant la première quinzaine que passa la malade à l'hôpital. L'état général s'étant amélioré, les lambeaux gangrenés du voile du palais détachés, on augmenta les aliments, on substitua le laudanum à la dose de gut. X le soir au julep diacode ; on donna des gargarismes émollients, puis astringents ; les autres moyens furent continués. Pendant six mois, ce traitement fut maintenu avec des alternatives de mieux et de souffrances plus vives; la surdité qui avait disparu revenait par intervalles avec l'inflammation bucco-pharyngienne; les pustules restaient stationnaires, ainsi que l'ulcération du voile du palais. A chaque époque menstruelle, Chirot ressentait des douleurs de reins, de la céphalalgie, un état fébrile. Des saignées locales et générales, des bains de siège ne purent rétablir la menstruation. Tel était l'état de cette malade lorsque, dans les mois d'août et de septembre, M. Dominel eut recours aux bains de vapeur deux fois par semaine, et aux frictions d'éponge citrinée, à la dose d'un gros par jour, sur les pustules de la face. Après six bains et quinze frictions environ, ces moyens ayant ramené un état inflammatoire plus prononcé de la cavité palatine et du pharynx, avec fièvre, surdité complète, agitation, insomnie, on fut obligé d'y renoncer pour revenir au traitement primitivement employé; enfin, ils cédèrent. Pendant tout le mois d'octobre, la malade resta dans un état d'abattement et de langueur générale, sans fièvre ni exacerbation des symptômes locaux.

Le 13 novembre, sans cause appréciable, elle se plaint pour la première fois d'une douleur vive dans les muscles de la région cervicale postérieure, avec raideur du cou et difficulté de mouvoir la tête. (Cataplasme sur le cou, bain de pieds sinapisé.)

Le 14, douleurs cervicales plus vives, difficulté extrême des mouvements dans cette partie; décubitus dorsal; la nuit, agitation, frissons, horripilation, pouls petit et fréquent. (Diète, potion avec le laudanum, orge, oximel, lavement émollient.)

Le 15, cris plaintifs, pouls plus fréquent; impossibilité de mouvoir la tête par la violence des douleurs, raideur tétanique des muscles postérieurs du col, difficulté de mouvoir les bras, sans aucune lésion de la sensibilité; les fonctions digestives et la respiration ne paraissent nullement altérées, ainsi que la motilité et la sensibilité des membres inférieurs. Les facultés intellectuelles sont intactes. (Mêmes moyens.)

Les 16-17. Nulle amélioration.

Le 18. Respiration haute et difficile, ayant lieu plus particulièrement par les côtes; agitation plus vive la nuit, raideur plus prononcée des muscles du cou; regards fixes, réponses vagues, embarrassées; paralysie du bras gauche sans perte de sentiment; frissons suivis de tremblements convulsifs de tout le corps, plus particulièrement des membres inférieurs.

Levot.   4

Le 19. Perte de connaissance pendant plusieurs heures; la nuit, délire, cris aigus et plaintifs; la malade revenue à elle-même répond aux questions qu'on lui adresse. Le bras gauche est toujours paralysé. Diminution marquée de la contractilité du bras droit et des membres inférieurs, avec altération de la sensibilité; respiration entrecoupée et comme saccadée; hoquets continuels.

Le 20. Les symptômes de la veille persistent; perte absolue du sentiment et du mouvement qui dure plus de quatre heures et à deux reprises; intervalles lucides pendant lesquels la malade répond à quelques questions et reconnaît ceux qui l'entourent; respiration stertoreuse, les hoquets continuent.

Le 21. Perte de connaissance; mort après douze heures environ d'agonie.

Autopsie cadavérique vingt-quatre heures après la mort.

Système céphalo-rachidien. — Dure-mère rachidienne tendue et résistant sous le doigt.

Aucune trace de liquide céphalo-rachidien entre la face vertébrale et médullaire de l'arachnoïde. La portion médullaire de cette membrane dans toute la région lombaire et dans le tiers inférieur de la région dorsale est soulevée, détachée du cordon rachidien. En pressant de bas en haut, le doigt chasse devant lui un liquide qui paraît blanc et se trouve interposé entre elle et la membrane propre de cet organe. L'incision fait reconnaître qu'il existe entre les deux membranes plus d'une ligne d'intervalle. Le fluide épanché est blanc, opaque, inodore, de consistance purulente, et peut être évalué à deux cuillerées à café. La moelle, dans les régions dorsale et lombaire, est dure, diminuée de volume, affaissée, d'une teinte rosée qui ne permet pas de distinguer les deux substances. Depuis la sixième vertèbre cervicale, en arrière, jusqu'après la protubérance annulaire, près des tubercules quadrijumeaux, épanchement sanguin entre l'arachnoïde et la membrane propre de la moelle; le sang est noir, concret et forme autour de la moelle un véritable étui d'une demi-ligne à une ligne d'épaisseur, entièrement continu en avant, séparé en arrière vers la troisième vertèbre cervicale, dans l'étendue d'un pouce.

L'arachnoïde, fortement distendue dans toute la région cervicale par l'épanchement sanguin, laisse apercevoir entre elle et le prolongement rachidien un fluide lymphatique rosé. Depuis ce point jusqu'aux tubercules quadrijumeaux, cette membrane est opaque, epaissie, d'un blanc terne. La valvule de Vieussens est détruite en totalité par l'épanchement sanguin qui remplit le quatrième ventricule jusqu'au *calamus scriptorius*. En avant, la face antérieure du cordon rachidien (région cervicale) est recouverte dans toute sa longueur par l'épanchement sanguin. Du côté gauche, le sang a pénétré dans chacun des trous de conjugaison jusqu'auprès des ganglions des racines postérieures. A la base du crâne, les caillots de sang entourent les trois éminences de la moelle allongée, la protubérance annulaire, les pédoncules antérieur et postérieur ; ils se continuent en avant sur la ligne médiane jusqu'à la commissure des nerfs optiques, limités sur les côtés par le bord interne des lobes moyens et ces nerfs eux-mêmes, et finissent des deux côtés vers le tiers interne de la scissure de Sylvius.

Les membranes cérébrales ne présentent rien de notable, ainsi que la masse encéphalique. Les anfractuosités du cerveau et du cervelet, principalement de ce dernier, sont gorgées de sang ; mais dans tout autre point, à la surface comme dans les cavités, nulle trace d'épanchement ou d'inflammation.

Thorax. — Côtes d'une friabilité extrême. Poumons sans adhérences, ni tubercules, roses, crépitants en avant, gorgés de sang en arrière, sans aucune trace de lésion appréciable. Les bronches et le larynx sains dans toute leur étendue, mais fortement injectés.

Le cœur est petit, flasque, entouré d'une couche graisseuse, gorgé de sang noir.

Abdomen. — L'estomac et les intestins offrent des traces non équivoques d'une inflammation chronique.

Les autres viscères, la matrice elle-même, n'ont offert rien de remarquable.

Dans la bouche, le voile du palais est détruit en totalité, mais la voûte palatine et les os sont à l'état sain. L'origine de la trompe d'Eustache droite présente un bourrelet dur, engorgé, qui laisse à peine pénétrer un stylet dans sa cavité.

Sur la membrane muqueuse pharyngienne, ulcération de la largeur d'un franc ; dans son centre existe un tubercule gros comme une noisette, ramolli dans sa circonférence, dur et squirrheux au centre. Il est situé sur la ligne médiane, dans le corps même [de la troisième vertèbre cervicale, qui est cariée et perforée, de telle sorte que l'arrière-bouche communique avec la cavité rachidienne par une ouverture irrégulièrement arrondie qui permet d'y introduire le doigt auriculaire. Au niveau de cette ouverture, la dure-mère et l'arachnoïde vertébrale sont ulcérées dans une étendue de trois lignes environ en tous sens...

Obs. XV (Olliviers d'Angers, Traité de la moelle épinière et de ses maladies, t. I, p. 350). — Carie du corps de la 3e vertèbre cervicale. — Déplacement brusque des fragments. — Paraplégie. — Suffocation de plus en plus grande. Mort rapide.

Cheminade (Geneviève), âgée de 35 ans, revendeuse, d'une bonne constitution et bien réglée, entra à l'Hôtel-Dieu le 16 septembre 1822, se plaignant d'une forte douleur dans le côté gauche du cou, avec impossibilité de tourner et de fléchir la tête. Ces douleurs, existant depuis six mois, étaient plus fortes la nuit que le jour. Huit ans auparavant, cette malade avait eu une affection vénérienne caractérisée par un écoulement et des bubons : elle fut traitée suivant la méthode ordinaire, c'est-à-dire par la liqueur de Van Swieten et les tisanes sudorifiques. Trois ans plus tard, il survint une exostose au tibia, qui fut guérie à l'aide de frictions mercurielles.

Trois jours après son entrée, M. Dupuytren, qui s'était borné à faire soutenir la tête qui s'inclinait fortement à gauche, avec un collier de carton garni de linge, prescrivit trois pilules d'un quart de grain de sublimé, trois onces de sirop sudorifique et deux pots de tisane de squine et de salsepareille. Jusqu'au 30, l'état de la malade étant le même, le traitement fut continué ; seulement on administra une once d'huile de ricin pour remédier à la constipation qui existait depuis quelque temps. Le 2 octobre, douleurs et roideurs dans les membres supérieurs : la douleur du cou persistait. (Diète.) Le 4 au matin, même roideur des membres supérieurs, qui pouvaient cependant se fléchir, se mouvoir ; la malade est frappée de la crainte de mourir. (Suppression du traitement antivénérien, pédiluves, lavement.)

Dans la journée, elle enlève elle-même le collier de carton qui maintenait le cou dans une rectitude convenable, et la tête ne tarda point à s'incliner fortement à gauche. A quatre heures elle se plaint beaucoup et se persuade davantage dans l'idée d'une mort prochaine ; les membres supérieurs sont paralysés du mouvement, et leur sensibilité abolie ; les fonctions intellectuelles conservent toute leur intégrité. (Saignée du pied.) Le sang jaillit avec beaucoup de force, mais bientôt la malade devient violette ; des mouvements convulsifs agitent les muscles de la face, la respiration est très pénible. (Sinapismes aux pieds.) Le pouls conserva quelque temps sa force et sa régularité ; la dyspnée augmenta, et la malade expira vers cinq heures du soir.

Ouverture du corps. — *Tête.* — La substance du cerveau était ferme, non injectée, en un mot comme dans l'état naturel.

Rachis. — Le corps de la troisième vertèbre cervicale était presque entièrement détruit par la carie, et réduit à un petit noyau de la grosseur d'une fève, séparé par conséquent des masses latérales.

Le corps de la quatrième vertèbre etait rugueux à sa surface, séparé de la troisième et très mobile sur la cinquième, le ligament intervétébral qui les unit étant détruit en grande partie. On n'observait aucune trace d'abcès ; seulement il y avait devant le corps de la quatrième vertèbre cervicale une tumeur aplatie, du volume d'une petite noix, formée par un tissu en tout semblable au tissu fibreux jaune. La moelle épinière était très ferme dans toute sa longueur, excepté dans l'étendue d'un quart de pouce au niveau de la troisième ou quatrième vertèbre cervicale, où elle offrait un ramollissement marqué de sa substance, sans aucune trace d'injection et aucune altération des membranes qui la recouvrent dans ce point. Les veines extérieures de la région cervicale étaient remplies d'un sang noir et fluide.

Thorax. — La cavité des plèvres contenait un peu de sérosité rougeâtre. Les poumons, souples, crépitants, étaient gorgés de sang dans leur partie postérieure. Celui du côté droit contenait un tubercule situé près le bord supérieur du lobe inférieur.

Abdomen. — La membrane muqueuse était d'un blanc légèrement rosé dans toute l'étendue des voies digestives. Le foie était volumineux, de couleur brune, et présentait à sa surface convexe cinq tubercules blancs, de consistance cartilagineuse, de forme irrégulière, et se continuant diversement avec le tissu de l'organe.

Le tibia droit, siège de l'exostose, était volumineux, pesant, irrégulier. L'épaisseur et la densité de la substance compacte étaient augmentées ; son canal était rétréci d'un tiers. Ollivier (d'Angers). *Traité de la moelle épinière et de ses maladies,* t. I, p. 350.

OBSERVATION XVI.

Homme âgé de 40 ans, ressentit, en octobre 1869, des douleurs derrière la gorge qui furent suivies de dysphagie. A l'examen du

pharynx, on constata une vertèbre à découvert. Quelque temps après
il retira lui-même le corps presque entier d'une vertèbre, probablement la quatrième cervicale, accompagné d'un disque et d'un fragment de la vertèbre suivante. En décembre, fortes douleurs dans les
épaules, nouvelle expulsion d'os nécrosé ; ceci se renouvela en
février de l'année suivante. Le malade finit par guérir. La nature
syphilitique de la lésion non démontrée est rendue possible par l'influence du traitement spécifique. (William Ogle, *Med. chir.
Transact.* 1872.)

Obs. XVII (Lagneau fils). — Paraplégie.

« Une jeune fille arrivait, se traînant sur ses jambes à demi para-
lysées. J'obtins d'elle l'aveu d'une infection *a poster à venere*. Les os
du sacrum étaient cariés ; les chairs qui les couvrent dévorées par
un large et profond ulcère ; l'anus, le tronc et les jambes couverts
de tubercules ulcérés. Un pansement mercuriel renouvelé plusieurs
fois par jour, et la liqueur de Van Swieten, à l'intérieur, triom-
phèrent à la longue des symptômes vénériens et de la paraplégie
concomitante. Ce n'est que secondairement que les nerfs inférieurs
de la moelle épinière avaient été lésés. » (M. le Dr Yvaren,
Métamorphoses de la syphilis. Paris, 1854, p. 101.)

Obs. XVIII (Lagneau, Maladies syphilitiques du système nerveux,
   1860). — Épilepsie. — Altération de l'ouïe et de l'odorat. — Profondes lésions palato-pharyngiennes.

Le 14 février 1845, Pierre Verdier, âgé de 48 ans, présentait
diverses altérations de nature syphilitique. Il contracta, à l'âge de
17 ans, des chances simples du prépuce, avec blennorrhagie de
l'urèthre. Une année après, nouvelle chaudepisse cordée. A 23
ans, troisième écoulement suivi d'un bubon abcédé. A 27 ans,
il commença à être sujet, sans cause connue, à des attaques épileptiformes. Dans les premiers temps, elles venaient à peu près deux
fois par semaine, puis plus rarement, et enfin, à 39 ans, elles
avaient disparu complètement. Il fut pris alors de douleurs
aux orteils, aux poignets et aux mains ; trois ans après, nouvelles
douleurs le long de la colonne vertébrale, dans le dos, aux épaules
et aux bras. Sur la partie interne des cuisses et des avant-bras, frictions avec l'onguent mercuriel pendant huit jours ; stomatite, alo-

pécie. A 45 ans, apparition de plusieurs petites tumeurs en arrière
de l'épaule gauche, au-dessus de la clavicule droite et dans le voisinage du sternum, du volume d'une noix, qui ne tardait pas à s'ouvrir;
une des ouvertures en arrière de l'épaule a toujours été fistuleuse.
Abcès au fond de l'arrière-gorge; déglutition de plus en plus gênée.
D'autres tumeurs, abcédées en diverses parties du corps, au cou, au
bras droit, au-dessus des clavicules, à la face inférieure de la verge,
au canal de l'urèthre, qui a été perforé. Décrépitude, cheveux rares. Le
voile du palais présente une tuméfaction diffuse, inégale, livide.
Son bord est échancré par une perte de substance; la luette est presque détruite. En avant, et vers la partie moyenne, perforation complète, de la dimension d'une pièce de vingt centimes, à bords comme
déchirés, et au fond de laquelle on peut voir une masse blanchâtre,
un peu molle, très adhérente à la face supérieure du voile. Voix
sourde, rauque, nasonnée; articulation des sons difficile, incomplète; déglutition très pénible et suivie parfois de quelques accès de
suffocation, douleur autour des mâchoires, expuition presque à chaque instant renouvelée de liquide spumeux, blanchâtre, taché de
sang, d'une odeur forte et désagréable. Enfin, l'ouïe du côté droit
et l'olfaction sont diminuées. Plusieurs tumeurs, çà et là des cicatrices. Sur le bord postérieur de l'épine scapulaire droite, éminence
osseuse formée par une exostose. Emaciation portée à un très haut
degré. Verdier fut mis immédiatement à l'usage de l'iodure de
potassium (1 gramme, puis 2 grammes par jour), gargarisme
avec addition d'iodure ioduré; nourriture tonique. Inflammation de
l'arrière-gorge; occlusion presque complète de l'ouverture de la
bouche. Souvent de larges lambeaux, à demi détachés, pendaient du
voile du palais, au devant de l'ouverture supérieure des voies
aériennes, et il en résultait des efforts de toux et une anxiété très
fatigante. La perforation du voile du palais s'élargissait de plus en
plus. L'iodure de potassium fut suspendu [à plusieurs reprises, à
cause du flux du ventre copieux qu'il déterminait. Réduit au dernier
degré de marasme, privé de sommeil, luttant contre une suffocation
quelquefois imminente, lorsqu'il penchait fortement la tête en arrière
pour avaler quelques cuillerées de bouillon ou de boissons forti-
fiantes qui, dans toute autre position revenaient par les narines, le
malade succomba tout à coup le 24 mars.

Autopsie. — Au-dessus de la perte de substance qu'avait subie le
voile du palais, on trouvait une grosse masse de substance blanchâ-

tre, terne, du volume d'un œuf de poule, peletonnée, ramollie, putrilagineuse, et d'une odeur forte et repoussante ; elle adhérait assez fortement aux parties adjacentes. Tous les tissus qui la circonscrivaient étaient détruits ou désorganisés. L'amygdale, le pilier antérieur, les insertions des muscles péristaphylins à la base du crâne, la portion correspondante des muscles styliens, une partie de l'aponévrose rétropharyngienne et de la paroi latérale droite du pharynx n'existaient plus ; les os voisins eux-mêmes, privés de périoste dans une certaine étendue, étaient rugueux, nécrosés, noirâtres et comme desséchés, et ils offraient même déjà une perte de substance notable, circonscrite à la partie postérieure de la voûte palatine, à la fosse ptérygoïde et au sommet de l'apophyse pétrée du coté droit. Toutes ces lésions étaient confondues ensemble dans cet amas considérable de matière gommeuse. Je trouvai encore une certaine quantité de cette matière dans le tissu cellulaire sous-muqueux de la paroi pharyngienne postérieure amincie et adhérente ; de là, elle remontait au devant de la couche musculaire cervicale profonde jusqu'au milieu de l'articulation atloïdo-axoïdienne. Dans plusieurs points, le périoste avait été mis à nu. Le cerveau, que j'examinai avec attention ainsi que la surface de la cavité crânienne, à cause de l'existence antérieure d'accès épileptiformes, n'offrit rien de particulier (M. le Dr Davasse, thèse de M. Dumoulin : *De la cachexie en général et de la cachexie syphilitique en particulier*, p. 44 et suiv. Paris, 1848, n° 225.)

Obs. XIX. — Gommes syphilitiques de l'apophyse épineuse et transversale des quatre premières vertèbres cervicales sous la forme de spindylarthrocace [(cas observé dans la clinique du professeur Tomassi).

Le sujet était un homme d'environ 49 ans, de forte constitution organique, faisant le métier de fruitier.

Il a joui d'une bonne santé jusqu'à 24 ans, époque où il fut atteint d'un ulcère avec un bubon en suppuration. Après six ans de l'infection, il a commencé à souffrir de douleurs rhumatismales qui se faisaient sentir pendant la nuit ; ce n'est qu'après le long espace de trois ans qu'elles cédèrent à quelques frictions d'un empiriste. Il eut une santé satisfaisante un an et demi avant qu'il commençât à souffrir d'une douleur dans la région moyenne de la nuque, tolérable dans le principe, mais qui plus tard devint insupportable. A mesure que croissait la douleur, il perdait la liberté des mouvements

du cou. Il a alors pratiqué pendant quatre mois la cure de l'iodure
de potassium; sa douleur s'est calmée pendant l'été dernier, pour
reprendre de plus belle pendant la saison d'hiver.

Reparu à la clinique de décembre 1867, il présentait un gonflement dur, douloureux à la pression et aux mouvements, qui corres-
pondait aux apophyses épineuses et transversales des quatre premières vertèbres cervicales. C'est alors que les mouvements de rotation et d'extension du cou ne lui furent plus permis ; ce qui lui était
seulement possible, c'était d'incliner sa tête et encore jusqu'à une
certaine limite. Au lever du lit, il était obligé de prendre sa tête
entre les mains, et d'éviter tout mouvement de la colonne vertébrale,
ce qui lui donnait la démarche caractéristique des malades qui ont
la carie des vertèbres cervicales.

Pour la même raison, au lieu de retourner sa tête, il faisait
pirouetter son corps tout d'une pièce. Un léger engorgement douloureux se formait dans les glandes cervicales et inguinales, tandis
que tous les autres organes étaient dans leur état normal.

On peut donc conclure que la cure antisyphilitique avec frictions
mercurielles et iodure de potassium n'a pour effet que d'adoucir un
peu l'intensité de la maladie, mais est impuissante à obtenir une
guérison complète.

Obs. XX. — Carie syphilitique de la quatrième vertèbre cervicale.

Zambaco a vu pour son compte une carie syphilitique du corps de
la quatrième vertèbre cervicale produire des symptômes de dysphagie et d'asphyxie imminente : les accidents n'ont pu être dissipés
qu'après l'extraction du séquestre nécrosé qui faisait saillie à la paroi
postérieure du pharynx.

Dans ce cas, à part les douleurs intenses qui existaient au niveau
de la lésion, et qui s'irradiaient quelquefois jusqu'aux avant-bras et
aux mains, il n'y avait pas d'autres phénomènes nerveux. MM. De-
nouvilliers et Gosselin, citent un cas analogue. (Zambaco, Traité des
aff. n. syph.)

Obs. XXI (Transaction de la Société médicale l'Ulster, session
1876-1877; du 28 novembre 1876). — Cas de syphilis tertiaire avec
exfoliation de toute la surface antérieure de l'axis, par F.-E. Beck.

M. W... vint se confier à mes soins, il y a environ neuf ans. Il
était affecté d'un chancre qui évoluait avec tous les caractères du
vrai chancre huntérien.

Ce chancre laissa pendant plus de trois mois après sa guérison la petite dureté qui caractérise si bien ces sortes d'ulcères.

Il fut traité avec des pilules de 5 grains de bichlorure de mercure trois fois par jour. L'ulcération fut pansée avec une pommade douce composée d'oxyde rouge de mercure. D'après toutes les apparences, le malade allait bien, l'ulcération se guérissait sans l'apparition d'aucun bubon et l'induration disparaissait aussi.

Environ douze mois après, il vint me voir. Il était alors atteint de symptômes secondaires très caractérisés sous la forme d'un mal de gorge et de taches sur les jambes.

Je lui prescrivis des pilules d'hydrargyre de 5 grains à prendre chaque jour. J'augmentai la dose jusqu'à 8 grains, avec un pansement fait avec de la charpie trempée dans une solution saturée de chlorate de potasse, et recouverte ensuite de taffetas gommé.

Deux ans après, quand il revint me voir pour la quatrième fois, il y avait déjà plus de trois mois qu'il était malade.

Il se plaignait beaucoup de sa gorge, mais seulement de sa gorge. Il me fut impossible de voir au delà de sa gorge, parce qu'il avait une contraction ou même un torticolis. Sa tête, son cou et ses épaules semblaient d'une seule pièce. Pour constater cela, j'essayai de tous les moyens imaginables.

Quand j'essayais de pencher la tête en arrrière, tout son corps se renversait en même temps, et la douleur était poignante.

Je conclus de là qu'il était affecté d'une forte ulcération compliquée de quelque destruction d'os.

Il fut de nouveau soumis à la préparation d'iodure de potassium et de fer. La gorge fut gargarisée avec de la liqueur de Condy. Il rapportait lui-même qu'il avait été de mieux en mieux pendant une période de six mois.

Je ne laissais pas que d'être inquiet pour savoir quel serait le résultat de ce cas.

Du sang et du mucus étaient constamment rejetés par la bouche et la douleur était devenue intolérable, quand un soir il se réveilla subitement, étouffant et rejetant dans des quintes de toux des flots de sang.

En faisant des efforts pour rejeter le sang de sa bouche et reprendre haleine, un fragment de quelque chose survint entièrement couvert de sang caillé.

Sa femme et lui examinèrent cet objet, le lavèrent et arrivèrent à cette sage conclusion que c'était un os, ce qui était vrai.

Un examen minutieux démontra que c'était toute la partie antérieure du corps de l'axis. Depuis ce moment, le malade a été de mieux en mieux, et est, autant que je puis le savoir, complètement guéri et vaque à ses affaires.

Je pourrai même ajouter que plusieurs fragments de membranes muqueuses ont été rejetés quelques jours après l'expulsion de l'os.

Je pense que ce cas est remarquable sous le point de vue que les symptômes tertiaires ont été très accusés et très douloureux, bien que le malade ait été traité *secundum artem* en deux fois pour les symptômes primitifs et secondaires.

Il fut dans le principe soumis au mercure jusqu'à la disparition.

Je lui ordonnai en même temps une potion contenant de l'iodure de potassium, du fer et une infusion amère.

Sous l'influence de cette médication il se rétablit promptement.

Je lui fis continuer ce traitement plus ou mois rigoureusement pendant plus de cinq mois jusqu'à disparition de toute trace de syphilis.

Pendant un certain nombre d'années, il se porta parfaitement bien lorsque pour la troisième fois il vint de nouveau me demander des soins.

Cette fois-ci, il était atteint d'une syphilide tertiaire située au-dessus du front près de la racine des cheveux. Ce mal s'accompagnait de violentes douleurs autour de la tête, du cou et des épaules. Son état général était très mauvais. Je lui prescrivis une potion d'iodure de potassium, d'ammoniaque, de citrate de fer et une infusion de gentiane. En même temps je lui conseillai de prendre quelque nourriture fortifiante et de se vêtir chaudement.

En dépit de tous mes efforts, la syphilide du front augmentait; il y avait eschare, et il ne guérit seulement qu'après que j'eus enlevé une portion d'os nécrosée de la dimension d'une demi-couronne environ. Ce fragment d'os était constitué par la table externe de l'os frontal.

En voulant guérir auparavant l'ulcère, j'avais éprouvé des difficultés, mais maintenant il se ferme définitivement, disparition complète de l'induration. J'agis toujours de même et je me fais un devoir de le faire.

Dans la seconde phase, il fut traité jusqu'à la disparition de tous les symptômes.

Afin de prouver qu'il était plus ou moins débarrassé de la syphilis, nous dirons que la femme avait eu postérieurement plusieurs enfants bien portants et qu'ils avaient été allaités par elle-même. De plus, nous ajouterons qu'elle-même n'a jamais montré aucune manifestation de la maladie. En dernier lieu, on ne comprend pas comment une telle portion d'os ait pu être rejetée et permettre cependant au malade de recouvrer une aussi bonne santé.

Obs. XXII (d'Autenrieth). — Destruction de la portion antérieure des trois premières vertèbres cervicales par une ulcération syphilitique perforante.

Un jeune homme de 20 ans présentait de son vivant, à la suite d'un chancre diphthéritique, une ulcération à la gorge tellement profonde, qu'on pouvait voir à travers la bouche la moelle épinière recouverte seulement par la dure-mère. A l'autopsie, on trouve l'arc antérieur de l'atlas complètement détruit ; la face antérieure de l'apophyse odontoïde était également malade ; la perte de substance de l'atlas, qui laissait voir la moelle, était de 11 millimètres.

Obs. XXIII. — Exostose probable de la colonne vertébrale. — Paralysie des quatre membres. — Troubles de la vision. — Traitement mercuriel et ioduré. — Guérison.

Marie Th..., âgée de 46 ans, mariée et mère de deux enfants, entre à l'hôpital Saint-Louis le 19 novembre 1853. Réglée à 21 ans seulement, cette femme l'a toujours été régulièrement jusque il y a quatre mois ; depuis cette époque les règles ont manqué. On ne peut avoir par la malade aucun détail sur l'existence d'accidents syphilitiques primitifs.

C'est le 8 octobre que débuta la maladie actuelle. La malade ressentait depuis huit jours de violents maux de tête à la région frontale, avec mouvements fébriles pendant la nuit, des frissons suivis de chaleurs et de sueurs abondantes, lorsqu'elle prit un bain, et bientôt après apparut sur tout le corps une éruption, surtout aux membres.

M. Hardy reconnut une syphilide papuleuse au moment où la malade entra à l'hôpital le 19 novembre suivant. A ce moment, il n'existait plus de douleurs. On commença l'emploi du proto-iodure de mercure par une pilule de 22 milligrammes (on n'en donna jamais plus de trois), de la tisane de salsepareille, une pilule d'opium le soir et des bains sulfureux. Sous l'influence de ce traitement, l'éruption pâlit peu à peu et laissa après elle des taches brunes caractéristiques de la largeur d'une lentille ; quelques-unes sont remplacées par des cicatrices peu apparentes, mais d'une blancheur bien remarquable.

Vers le milieu de janvier 1854, la malade fut prise de fièvre scarlatine, puis bientôt après de paralysie qui, ayant débuté par les membres inférieurs, s'est étendue rapidement aux membres thoraciques. Ces phénomènes acquirent leur maximum d'intensité dans un temps très court ; mais, huit ou dix jours auparavant, la malade éprouvait déjà dans les jambes une faiblesse qui allait toujours en augmentant. Il n'y a pas de douleurs, pas de phénomènes pouvant se rattacher à de la contracture ou à des convulsions ; la sensibilité générale n'a jamais été atteinte, pas plus que les fonctions de la vessie et du rectum. M. Hardy diagnostique une exostose de la colonne vertébrale comprimant la moelle épinière un peu au-dessus du plexus brachial. A partir de ce moment, tout en continuant l'emploi du mercure, on administra KI à la dose de 2 grammes et des fumigations aromatiques tous les deux jours.

Après quelques jours de ce traitement, la malade recouvra l'usage de ses membres supérieurs ; mais il n'en fut pas de même pour les membres inférieurs, et leur retour à l'état normal, quoique faisant des progrès continuels, ne s'est opéré que très lentement.. La paralysie, d'abord complète, devint moins prononcée ; la malade put fléchir la jambe sur la cuisse et croiser les jambes, puis elle put faire le tour de son lit en s'y tenant avec les mains.

Elle prenait depuis quelques jours KI quand se manifesta un strabisme convergent s'accompagnant de diplopie. Aujourd'hui, 14 février, ce dernier phénomène a complètement disparu, mais le strabisme est encore appréciable. On ajoute au traitement des frictions avec de la pommade à l'iodure de potassium sur les membres inférieurs et sur la colonne vertébrale.

Le 23 février, la malade peut faire le tour de la salle sans aucun secours étranger. Le 26, elle quitte la salle complètement guérie. (*Observation inédite communiquée par M. Parrot*, in *Gros et Lancereaux*, page 397.)

Obs. XXIV (Zambaco, 1862, p. 250, obs. XXXIV). — Paraplégie. — Sciatique. — Paralysie du nerf mentonnier. — Nombreuses tumeurs syphilitiques. — Cachexie. — Mort, malgré la médication spécifique. — Autopsie.

Au mois d'avril 1855, X...., âgé de 35 ans, entra dans le service de M. Rostan, à l'Hôtel-Dieu, salle Sainte-Jeanne, n° 2. C'est un homme de taille moyenne, aux formes grêles, presque chauve, d'un facies terreux et terne, ayant les muqueuses pâles et décolorées, présentant en un mot tous les signes d'une anémie excessivement prononcée.

En 1850, il eut un chancre induré du frein, qui dura fort longtemps (?) Il fut soumis, à cette époque, à un traitement mercuriel pendant deux mois ; mais il ne connaît ni la dose, ni la préparation hydrargirique employée.

A la suite de cette ulcération, il n'y eut aucun accident du côté de la peau ou des muqueuses ; mais, en 1854, il fut pris d'une série de symptômes excessivemement graves ; c'étaient des signes généraux d'un trouble profond de l'organisme : faiblesse, prostration, maigreur, palpitations, étouffement par suite du moindre effort, etc... En même temps, deux exostoses commencèrent à poindre : l'une à la partie antérieure du sternum, l'autre à la partie horizontale du maxillaire inférieur. Il entra dans le service de M. Hérard, à Saint-Antoine, qui le soumit, sans aucun succès, à l'iodure de potassium.

Lorsqu'il entra à l'Hôtel-Dieu, il offrait une maigreur de squelette, et les attributs de la cachexie la plus avancée : bruit de souffle très prononcé dans les vaisseaux et au cœur, la partie inférieure du tronc ne présente qu'une sensibilité très obtuse au contact. Les pincements, ainsi que la piqûre d'épingles, n'y déterminent que fort peu de souffrances ; les membres inférieurs refusent de porter le corps, et le malade ne peut les déplacer qu'à peine et avec les plus grandes difficultés. Il éprouve des douleurs ostéocopes très violentes dans les membres inférieurs, mais il souffre surtout *incessamment d'une sciatique gauche.*

Au tiers supérieur du sternum, il existe une périostose avec altération de la peau, qui est rouge violacée.

La tumeur, ayant un diamètre de 25 centimètres environ, présente une grande ressemblance avec un abcès froid.

Une tumeur siège au sein droit : elle est ulcérée, rouge et jaunâtre par place ; elle fut d'abord prise pour *un cancer* ; mais le microscope y découvrit les éléments des tumeurs gommeuses, et trancha ainsi la question en l'attribuant à la *syphilis*.

Sur la partie horizontale du maxillaire inférieur, à gauche et à un centimètre de la symphyse, il existe une autre tumeur formée en partie par l'augmentation du volume de l'os, en partie par une périostose, avec dépôt plastique. Elle est un peu plus petite que la tumeur sternale. La peau qui la recouvre est rouge et la pression y détermine des douleurs vives. Les mouvements exigés pour la mastication et même pour l'acte de la parole sont très douloureux ; aussi le malade ne les exécute-t-il que très incomplètement.

Le nerf mentonnier, probablement comprimé ou altéré par l'affection osseuse, cesse d'animer la lèvre inférieure, à sa moitié gauche ; aussi peut-on piquer et pincer cette lèvre sans que le malade éprouve aucune douleur. La sensation est abolie à tel point que lorsqu'il boit, il a l'impression *du verre cassé*, dont le morceau manque du côté paralysé.

La moitié gauche de la langue a complètement perdu la sensibilité tactile. Les tumeurs gommeuses sont disséminées le long du rachis ; elles ont chacune le volume d'un gros pois environ. Les pilules mercurielles, les fumigations de cinabre et d'iodure de potassium n'ont produit aucune amélioration ; bien loin de là, la cachexie avançant rapidement, emporta le malade, en le réduisant au marasme.

L'*autopsie* fit découvrir dans le canal vertébral, autour de la moitié inférieure de la région dorsale de la moelle et dans toute l'étendue de la région lombaire, un épanchement gélatineux d'une consistance gommeuse, qui comprimait la moelle épinière. Dans la fesse gauche, au-dessous des couches musculaires, il existait une *tumeur* du volume d'une noix, comprimant le nerf sciatique.

D'après l'examen microscopique, toutes les tumeurs étaient constituées, ainsi que l'épanchement *intra rachidien*, par le tissu propre des gommes que nous avons déjà décrit. Cet examen a été fait par M. Charles Robin.

Obs. XXV (Leyden, Maladies de la moelle épinière, obs. XI). — Carie de l'atlas et de l'axis. — Destruction des articulations entre ces deux vertèbres. — Altération de l'apophyse odontoïde. — Subluxation avec rotation partielle de l'axis et rétrécissement du canal vertébral. — Compression de la moelle d'abord plus accusée d'un côté.

A. F..., étudiant en droit, âgé de 25 ans, appartenant à une famille saine, s'est toujours lui-même bien porté, n'a jamais présenté aucun symptôme de scrofule. Il n'a jamais eu d'autre maladie que la rougeole, puis la scarlatine dans son enfance, et, à l'âge de 13 ans, une fièvre intermittente qui a duré six semaines; au commencement de décembre 1867, chancre syphilitique à la verge : il parut après dix jours d'incubation, dura quinze jours et guérit sans cicatrice ni induration. En février 1868, nouveau chancre à bords indurés et qui se ferma au bout de huit semaines. Dans l'intervalle, il était apparu une éruption de points rougeâtres, particulièrement accusés au front, et les ganglions cervicaux et inguinaux s'étaient tuméfiés. L'éruption disparut par l'usage des eaux sulfureuses d'Aix-la-Chapelle, mais l'adénite persista. Jusqu'à l'hiver 1868-69, la santé fut bonne. A la fin de 1868, l'éruption reparut plus intense et le genou droit devint le siège d'un gonflement très douloureux; néanmoins l'état général était bon, sauf un peu d'amaigrissement et d'affaiblissement; le visage était pâle et les cheveux étaient presque tous tombés. Le malade fit un traitement par les frictions, à la suite duquel l'exanthème disparut complètement, les ganglions diminuèrent et le genou guérit. Il se trouva tout à fait bien jusqu'en septembre 1869 : vers cette époque, il éprouvait souvent le matin, en se réveillant, *une sensation de roideur dans la nuque* qui gênait les mouvements de la tête ; *lorsqu'il re ni ait celle-ci, il ressentait de légères douleurs dans la nuque.* La pression ne provoquait aucune souffrance. Parfois, pendant la nuit, la roideur du cou était telle qu'*il était obligé de s'aider de ses mains pour changer sa tête de place.* Ces phénomènes n'étaient pas également accusés tous les jours ; ils l'étaient surtout lorsque le temps était froid et brumeux, et parfois ils duraient des journées entières. Il n'y avait pas de douleurs spontanées. Mais en décembre 1869, après une certaine amélioration due à l'emploi de bains de vapeur, le malade éprouva une douleur sourde à l'occiput d'abord, puis dans le front et dans le côté droit de la face : ce n'était pas une douleur bien vive, elle survenait par accès qui duraient plusieurs jours, cessait souvent pendant une semaine pour reprendre ensuite pendant huit jours ; elle était surtout forte vers le matin. Plus tard, il s'y ajouta des tiraillements dans l'oreille gauche et parfois il lui semblait qu'on lui rongeait le sinciput. L'état général était assez bon. Le 21 mai 1870, le malade, en s'habillant, s'aperçut d'une certaine faiblesse dans le bras droit : quelques jours auparavant, il avait ressenti dans les deux mains une espèce de picotement qui était plus fort à droite. Les mains étaient froides, insensibles et couvertes de sueur. Le même jour où la faiblesse apparut dans le bras droit, elle se montra également dans la jambe gauche, quoique à degré moindre. Il n'y avait pas de douleurs dans les bras, mais les picotements y étaient permanents. La nuit, le malade s'aperçut de secousses musculaires spontanées qui n'étaient ni intenses, ni douloureuses, mais qui ne se montraient jamais durant le jour. Quelques jours après, les jambes étaient également très faibles, surtout la droite, mais elles étaient encore assez solides pour que le malade pût arriver à l'hôpital à pied et sans canne; il n'y a jamais eu ni picotements, ni douleurs de ce côté; seulement, par-ci par-là, quelques mouvements convulsifs pendant la nuit. Pas de paralysie faciale. La miction a toujours été régulière, une certaine constipation est à l'état permanent. Jamais, durant tout le cours de la maladie, le malade n'a éprouvé de douleurs dorsales.

9 *mai* 1870.— *Etat actuel*. Homme assez vigoureux, passablement bien musclé, un peu maigre, à face pâle, jaunâtre et amaigrie. Peu de cheveux, pas de trace d'ictère. Le malade passe presque toute sa journée dans le lit, parce qu'il se sent trop faible lorsqu'il est levé. L'intelligence est nette et le sommeil tranquille. Actuellement, il n'y a aucune souffrance, mais le malade se plaint d'éprouver souvent dans le côté droit de la tête des douleurs qui, néanmoins, ne deviennent jamais bien vives. Il se plaint, en outre, de paralysie du bras droit et de faiblesse de la jambe du même côté. La peau est sèche, sa température semble normale. Sur le front, on constate de nombreuses petites taches brunes, larges comme des lentilles, qui se retrouvent également sur la face et sur le cuir chevelu. Sauf un peu d'acné, il n'y a aucune éruption sur le reste du corps, et les tibias ne présentent aucune inégalité. Les ganglions inguinaux sont tuméfiés, indurés et indolents, de même que les sous-maxillaires et les cervicaux. Ni cicatrice, ni induration sur la verge.

Les pupilles sont égales et se contractent bien, les mouvements

Levot.   5 dés yeux sont libres. A la face, il n'y a ni paralysie ni trouble de la sensibilité. Le malade prétend qu'il entend moins bien, particulièrement à droite; pourtant l'épreuve avec la montre ne dénote aucune diminution appréciable de l'ouïe. L'acuité visuelle est conservée. La parole est un peu lente et traînante. F... dit qu'il n'a aucune difficulté de prononciation, mais qu'il a quelquefois de la peine à trouver les expressions. Les mouvements de la langue sont tout à fait libres et la déglutition se fait bien. L'intelligence est nette, mais la mémoire a diminué et le travail de cabinet fatigue plus que par le passé.

Les deux bras sont assez bien nourris, sauf que le deltoïde droit est plus faible que le gauche; en général les muscles sont un peu flasques. Les deux bras sont amaigris, au dire du malade. La peau a sa couleur normale, les mains sont légèrement moites. Le malade peut porter sa main droite derrière le dos, mais pas sur la tête : les mouvements du membre sont lents et pesants, il ne peut opposer qu'une faible résistance aux mouvements qu'on cherche à lui imprimer, la main ne serre que très faiblement ; au repos, les doigts sont fléchis; cependant le malade peut les étendre et faire le poing. Le coude est fléchi à angle droit par suite d'une légère contracture du biceps. Le bras gauche exécute tous les mouvements, se porte sur la tête, etc.; néanmoins cela se fait avec une certaine douleur et quelque faiblesse. La contractilité faradique n'est pas diminuée, mais le courant détermine des contractions cloniques qui persistent quelque temps. Le malade raconte aussi que, lorsque l'on presse sur certains points, par exemple sur l'extrémité inférieure du biceps, il se produit des secousses dans le bras. Il survient aussi quelques secousses spontanées, particulièrement pendant la nuit, mais on ne constate pas de contractions fibrillaires. La sensibilité est diminuée aux deux avant-bras et dans la moitié inférieure des bras, à gauche plus qu'à droite. Le malade confond souvent la nature de l'impression tactile. Ces épreuves provoquent fréquemment des mouvements réflexes dans les bras. Sauf des picotements dans la main droite, il n'existe aucune sensation anormale.

Membres inférieurs — Le malade peut marcher sans canne dans la rue, mais il est mal assuré sur ses jambes et craint toujours qu'elles ne se dérobent sous lui. Quand il a marché quelque temps, il se sent plus ferme. Le pied droit traîne quelque peu, le gauche se soulève bien. La démarche n'est pas franche, le malade dévie facilement de la ligne droite et est entraîné à gauche : il ne présente aucun signe d'ataxie, ainsi il peut se tenir debout les yeux fermés sans chanceler. Quand il est courbé, les jambes semblent avoir toute leur liberté, leurs muscles sont bien conservés des deux côtés, quoiqu'un peu flasques; leurs téguments ont leur coloration et leur température normales. Lorsqu'on cherche à les étendre, le malade est en état d'opposer une résistance vigoureuse qui, pourtant à droite, n'est pas en rapport avec le volume des muscles. La contractilité électrique est normale. Contractilité réflexe très vive. Parfois, dans la nuit et le matin, il se produit quelques mouvements convulsifs spontanés dans les jambes. La sensibilité y est intacte. Il n'y a que depuis quelques jours qu'il s'est manifesté quelques troubles du côté de la vessie consistant en ce que le malade ne peut se retenir aussitôt que le besoin d'uriner se fait sentir. Défécation normale; appétit conservé.

Ces symptômes prouvaient jusqu'à l'évidence qu'il existait une lésion circonscrite dans la partie supérieure de la moelle cervicale, et, comme il y avait eu des accidents syphilitiques répétés, nous crûmes avoir affaire à une gomme ou à un ramollissement syphilistique. Il est vrai que dès lors on aurait pu porter le diagnostic, si l'on avait fait bien attention à ce fait que le malade était obligé de soutenir sa tête avec ses mains; mais ce symptôme ne fut remarqué que plus tard, en même temps que la gêne des mouvements de la tête. La paralysie, qui était plus prononcée à droite qu'à gauche, avait à peu près la forme d'une paralysie par compression, car la contractilité réflexe était exaltée, et dans les membres inférieurs il y avait conservation de la sensibilité à côté d'une paralysie sérieuse du mouvement.

On prescrivit de l'iodure de potassium, et plus tard, cette médication étant restée sans effet, des frictions mercurielles.

Il sembla se produire d'abord une certaine amélioration, les mouvements de la main gauche devinrent plus libres et plus forts; mais ce mieux, au lieu de se maintenir, fit bientôt place à une aggravation. Le malade se plaignit fréquemment de douleurs de tête, le bras droit se paralysa complètement, la contractilité réflexe s'exagéra ainsi que l'excitabilité de certains muscles aux agents mécaniques : ainsi, lorsqu'on pressait sur le grand pectoral, on le voyait se contracter énergiquement et amener le bras en contact avec le tronc. La paralysie fit également des progrès dans le bras gauche et dans les jambes; là aussi il y eut exagération des réflexes. C'est à ce moment qu'on s'aperçut que ceux-ci gagnaient également le côté opposé au côté excité; lorsque l'on piquait la plante d'un pied, les deux jambes entraient en mouvement: seulement, celle du côté où avait porté la piqûre s'agitait plus vivement; de plus, tout le corps était pris de tremblements convulsifs qui persistaient longtemps encore après que l'excitation avait cessé; la persistance des mouvements était longue, surtout dans les membres inférieurs. Lorsqu'on piquait ou pressait la peau du thorax, on provoquait des mouvement réflexes dans les bras, même dans le bras droit qui était complètement paralysé. Si l'on venait à piquer la paume de la main, le bras correspondant seul s'agitait et jamais l'autre. Une excitation, portant sur le dos, déterminait aussi des secousses convulsives et un tressautement général dans tout le corps.

Le 27 mai, on remarqua pour la première fois que le malade exécutait parfaitement les mouvements de flexion et d'extension de la tête et très mal ceux de rotation. En cherchant à imprimer des mouvements à cette dernière, on constata une certaine raideur et de la sensibilité dans les muscles de la nuque ; il n'y a de douleurs spontanées que dans le côté gauche de la tête. L'intelligence est complètement nette ; la parole et la déglutition ne sont pas troublées. La paralysie est devenue telle que le malade ne peut faire aucune espèce de mouvement ; il a complètement perdu l'usage de ses deux bras ; il n'y a que les doigts de la main gauche qu'il remue enccore un tout petit peu. Même en ce moment la sensibilité n'est que peu diminuée. La jambe droite est à peu près complètement paralysée, la gauche un peu moins. La contractilité réflexe est très exagérée : si l'on vient à exciter la peau à l'un des membres inférieurs, tous deux sont agités par une série de secousses cloniques, qui persistent longtemps après que l'excitation a cessé. Lorsqu'on pique la jambe droite, la gauche entre en mouvement, et si la piqûre est un peu forte, les mains sont également prises de mouvements. Si l'on pique la jambe gauche, le réflexe reste borné à ce membre.

Depuis quelques jours le malade dit qu'il rejette beaucoup de mucosités et de salive ; il y a de la fièvre ; la température qui, jusqu'à présent, avait oscillé entre 36°,9 et 37°,2, et n'était montée qu'une seule fois à 38° 2, s'élève le 29 mai au matin à 40° 2 avec 140 pulsations et 32 respirations. Il y a de la chaleur sans frissons ; on constate des symptômes de dyspnée, tels que contraction énergique des muscles du cou, en particulier du sterno-mastoïdien, élargisse-

ment des ailes du nez, abaissement du larynx et du maxillaire inférieur. Le jeu du thorax ne s'effectue que grâce à l'élévation des premières côtes ; la respiration abdominale est nulle. Le malade tousse
beaucoup, expectore péniblement des mucosités abondantes. Intelligence nette.

Les mouvements de latéralité de la tête sont considérablement gê-
nés, mais ne provoquent pas de douleur, pas plus que la pression
sur les vertèbres cervicales. Il n'existe aucune tuméfaction, ni au
niveau du cou, ni au niveau des apophyes épineuses ; du côté du
pharynx on ne découvre non plus aucune déformation de la colonne
vertébrale. Les ganglions cervicaux sont tuméfiés et indurés des
deux côtés.

Le pouls est à 102 ; les radiales sont dilatées ; la peau ne paraît
pas chaude ; il y a eu des sueurs pendant la nuit. Les bruits du cœur
sont nets. On ne peut ausculter la poitrine qu'à la partie antérieure et
on n'y constate rien de particulier. 630 centimètres cubes d'une urine
acide, claire, rougeâtre ; D. 1,026 ; ni albumine, ni sucre ; 3,42
d'urée pour 100, c'est-à-dire 21 gr. 55.

30 mai : Mat., temp. 40,2, pouls 108, resp. 26.
      Midi,   —   39,6,   —   144,   —   24.
      Soir,   —   38,5,   —   128,   —   20.
On donne un gramme de quinine.

La rotation de la tête est surtout limitée vers la droite ; vers la
gauche, elle se fait un peu mieux ; lorsque le malade veut forcer le
mouvement, il éprouve de la douleur. La tête se fléchit très bien en
avant. L'état des paralysies et des réflexes n'a pas varié ; la sensibilité est toujours à peu près normale.

7 juin. Fortes sueurs nocturnes. Beaucoup de dyspnée ; les
muscles du cou se contractent énergiquement. Expectoration puri-
forme abondante. 1,145 centim. cubes d'une urine rougeâtre contenant des traces d'albumine ; D. 1,029 ; 3 pour 100 d'urée ou
24 gr. 22 par jour.

17 juin. La température qui, depuis douze jours, était retombée
à 37°,3, recommence à monter le soir à 39°,4 ; pas de frisson.

18 juin. Au matin, 41°, pouls 120 ; respiration 32. Les mains
et le corps sont brûlants ; le front est couvert de sueur ; la face est
pâle. Les radiales sont assez larges ; le pouls fort, non dicrote ; à
midi, la température rectale s'élève à 40°,9. Sueurs profuses. 700

centim. cubes, d'une urine trouble, pesant 1,027, sans albnmine, 3,1 pour 100 d'urée ou 21 gr. 7.

Le 19 juin, au matin, la température est à 39°58, le pouls à 136; les inspirations au nombre de 32. Les radiales sont larges, le pouls fort. 970 centim. cubes d'une urine pesant 1,025 et contenant 28,99 d'urée. Soir, temp. 40,2; P. 112. R. 32.

Cet état fébrile persiste jusqu'à la mort, qui arrive le 7 juillet.

Autopsie. — Le trou occipital semble rétréci et irrégulier; cela tient : 1° à ce que, à droite, la dure-mère est repoussée en dedans par un tissu dense, blanchâtre, fibrillaire, qui mesure environ 3 millimètres d'épaisseur; 2° à ce que l'atlas est situé obliquement, par rapport au condyle occipital et déplacé sur la gauche, de façon que le canal vertébral est incliné à gauche, à sa partie supérieure; 3° à ce que l'apophyse odontoïde prédomine fortement en avant et semble tuméfiée. On détache facilement la dure-mère à ce niveau, et un fragment de l'apophyse odontoïde vient avec.

Après avoir enlevé les deux vertèbres cervicales inférieures, on constate que l'apophyse odontoïde est complètement ulcérée; que les deux facettes articulaires inférieures de l'axis sont transformées en deux éminences rugueuses, irrégulières et anguleuses, et qu'entre les deux, l'arc antérieur de l'axis est fortement échancré à sa partie supérieure; à ce niveau, l'os est inégal, carié et recouvert d'une grande quantité de pus caséeux; les deux articulations inférieures de l'atlas sont également rugueuses et cariées, la droite plus que la gauche. Le bord supérieur de l'apophyse épineuse de l'axis présente à droite un point rugueux et, dans le voisinage, on rencontre plusieurs petits fragments osseux. On se rend compte à présent que la saillie qui existait à droite du trou occipital était formée par l'arc antérieur de l'axis. Le bord antérieur du trou condylien est également légèrement rugueux. La substance cérébrale est ferme et contient une assez grande quantité de sang; ni le cerveau, ni le cervelet n'offrent aucune altération; il en est de même de la protubérance et du bulbe. — Cadavre fortement amaigri, muscles pâles et flasques. Des deux côtés le poumon présente des adhérences anciennes. Le myocarde et l'endocarde sont sains. Le tissu pulmonaire est friable, très hyperémié en arrière et en bas; il est parsemé de petits fragments caséeux, ayant le volume d'une tête d'épingle; dans le lobe inférieur, le tissu qui sépare ces foyers est dense, friable, brun rougeâtre ou brun grisâtre. Dans ce même lobe, la muqueuse bronchique est fortement congestionnée et contient une abondante sécrétion d'un mucus spumeux. Dans le lobe supérieur, les granulations sont très discrètes et celles du sommet sont en partie crétifiées. La paroi des bronches est amincie; elles sont irrégulièrement dilatées et contiennent une sécrétion purulente, au sommet, on trouve une grosse caverne cloisonnée à parois lisses. Dans le poumon droit, les adhérences sont tout aussi solides; entre le diaphragme et le poumon, il existe une infiltration sanguine des deux feuillets pleuraux. On trouve dans tout le poumon des petits nodules milliaires transparents. spléniques et saillants; quelques-uns présentent à leur centre un commencement de caséification. Au sommet du même poumon, on trouve des cavernes bronchiques confluentes.

Obs. XXVI (Hôpital de la Pitié, M. Verneuil). — Mal de Pott syphilitique.

J'ai fait revenir à l'hôpital, aujourd'hui, un petit enfant atteint du mal de Pott, afin que vous puissiez l'examiner avec soin. Ses parents racontent qu'il fit autrefois une chute; deux ans après, il a éprouvé de la difficulté dans la marche, et, peu à peu, une gibbosité a apparu à la partie inférieure de la région dorsale.

Très généralement, le mal de Pott a une origine spontanée ; il se forme silencieusement : d'abord, les enfants marchent mal, ils tombent facilement, ils boitent, etc. On voit rarement un mal de Pott d'origine syphilitique ; je me rappelle avoir déjà vu une fois, à l'hôpital Lariboisière, une affection vertébrale développée sous l'influence de cette diathèse. Ces fistules, très nombreuses, n'avaient pas le caractère des fistules dues à des suppurations strumeuses; leur bord était violet, avec des croûtes présentant un aspect tout spécial. Je songeai alors à des gommes ayant envahi les apophyses et les lames vertébrales; j'instituai le traitement anti-syphilitique et, deux mois après, la guérison était assurée.

Récemment, M. Fournier, à l'hôpital Saint-Louis, a observé une infiltration gommeuse de plusieurs lames vertébrales; je dois à sa bienveillance de pouvoir mettre sous les yeux cette pièce pathologique.

Je pense que c'est encore une affection de même nature qui a produit le mal de Pott, chez le jeune garçon que nous observons; vous avez vu, en effet, aux membres inférieurs, sur les cuisses notamment, des cicatrices, les unes anciennes, les autres récentes, provenant de syphilides ulcéreuses.

Ces cicatrices ont un aspect tout spécial; les plus anciennes sont blanches, assez finement gaufrées, profondes : nous devions donc chercher les antécédents au point de vue de la diathèse syphilitique. Nous n'en avons pas trouvé trace. Evidemment nous ne pouvions demander au père ou à la mère s'ils avaient eu la vérole; ils nous auraient infailliblement affirmé que non. Mais, en recherchant les diverses manifestations de la syphilis, nous n'avons rien trouvé de certain; le père aurait eu, dans sa jeunesse, une éruption légère sur la peau : ce n'est pas suffisant pour affirmer le diagnostic. Il n'es d'ailleurs pas besoin de trouver toujours cette preuve d'infection chez les parents; il arrive souvent que, pendant l'enfance, les nourrissons sont contaminés; les premiers symptômes passent inaperçus et, plus tard, apparaissent des accidents tertiaires incontestables, qui font croire que ce sont là les premiers effets de la syphilis chez le jeune enfant, parce que les accidents primitifs n'ont pas été observés. C'est ce que je soupçonne chez l'enfant dont nous parlons; je crois qu'il est atteint d'un mal de Pott syphilitique, parce que les signes externes dont il est porteur sont manifestement d'origine syphilitique.

Malgré les difficultés du diagnostic dans les cas de ce genre, le médecin doit, à l'occasion, savoir tirer parti des signes objectifs qui lui échapperaient s'il n'usait que des autres moyens d'investigation.

Obs. XXVII (Lagneau fils, Maladies syphilitiques du système nerveux, édition de 1860, chez Labé, p. 369). — Mal de Pott syphilitique.

Obs. 49. — *Carie du rachis, paraplégie avec convulsions.* — Un homme affecté de syphilis avait éprouvé des douleurs très considérables dans l'épine, avant de présenter la moindre déviation du rachis. « Le malade était courbé de derrière en avant, de manière que la partie supérieure de la colonne vertébrale faisait avec la portion inférieure un angle presque aigu, dont l'apophyse épineuse de la septième vertèbre dorsale formait la pointe. Le malade ne pouvait se soutenir que par deux béquilles et avait la plus grande peine pour faire quelques pas. Il ressentait dans les extrémités inférieures des crampes fréquentes, souvent de vraies convulsions, tandis qu'il y avait la plus grande insensibilité dans les muscles du côté interne de la jambe et du pied droits, insensibilité qui augmenta au point qu'elle gagna toute l'extrémité déjà atrophiée et qu'il en perdit le mouvement. Les douleurs de la colonne vertébrale augmentèrent tous les jours, malgré le traitement antivénérien ; la fièvre survint, la maigreur fut extrême et accompagnée d'un dévoiement colliquatif ; la mort ne tarda pas à avoir lieu. — Ouverture du corps : les tibias étaient couverts d'exostoses, il y en avait au cubitus droit et dans le cubitus gauche ; la mâchoire était aussi très grosse vers le grand angle du côté droit, et l'apophyse condyloïde, du même côté, était singulièrement ramollie; le sternum était carié à son extrémité supérieure ; les cinquième, sixième, septième et huitième vertèbres avaient leur corps entièrement détruit par la carie, tant dans leur épaisseur que dans leur hauteur ; leur lame postérieure, qui forme la paroi antérieure du canal vertébral, avait aussi perdu de sa hauteur, surtout celle de la septième vertèbre dorsale, qui n'avait pas la moitié de son étendue ordinaire, tandis que la paroi antérieure de son corps était presque entièrement détruite; les deux cartilages qui se réunissent avec la sixième et la huitième vertèbres dorsales étaient antérieurement peu éloignés l'un de l'autre ; le canal vertébral, en cet endroit très rétréci, contenait une grande quantité d'eau verdâtre. » (Portal, *Observations sur la nature et le traitement du rachitis*. Paris, 1717, p. 19. Bosses vénériennes.)

Obs. XVIII. — Lésions vertébrales.

Louis Deschamps, 50 ans, maçon, célibataire, entre à l'infirmerie de Bicêtre le 12 juillet 1864. Aucune maladie antérieure, si ce n'est le scorbut. Il nie tout antécédent syphilitique.

Les premiers symptômes de sa maladie qui remonte à un an, auraient été des douleurs rhumatismales (?).

Actuellement, il se plaint de douleurs et de faiblesse des jambes.

Des douleurs que le malade compare à des coups de fouet, à des blessures, auraient débuté par les pieds, les jambes, et auraient remonté jusqu'à la région dorso-lombaire. A ce moment, l'une des jambes était plus faible; le malade ne peut dire laquelle. Pas de troubles de la miction ni de la défécation. Pas de troubles oculaires.

La maladie a toujours été en progressant.

Le 17 septembre, au moment où on prend l'observation, on note un peu de faiblesse et de maladresse du membre supérieur droit ; les membres inférieurs sont immobiles. Les douleurs spontanées persistent, mais moins intenses.

Pas d'atrophie des membres supérieurs.

Atrophie des membres inférieurs portant surtout sur le mollet.

Le 25. Douleurs plus violentes dans les membres inférieurs et l'abdomen. Distension de la vessie par l'urine.

A la suite du cathétérisme, catarrhe de la vessie.

Le 29. Erysipèle de la face.

Le 8. Mort.

Autopsie, le 19 novembre.

Je ne rappelle que les lésions du rachis.

Les lames de la septième vertèbre cervicale et de la première dorsale sont fragiles et se brisent en morceaux ; en même temps les coups de marteau déterminent une fracture du corps de la première dorsale à ce niveau. Le rachis ouvert laisse voir à la surface des méninges rachidiennes une couche épaisse, vasculaire à la région cervicale, au commencement de la région dorsale, et jaunâtre, dans la région lombaire ; elle adhère surtout dans la région supérieure à la dure-mère spinale. Ces diverses couches ressemblent à des fausses membranes. Après avoir détaché la moelle dont la dure-mère adhère fortement au ligament commun postérieur et au tissu cellulo-adipeux du canal, notamment au niveau des septième cervicale et première dorsale, on trouve un épaississement bien prononcé de la dure-mère, avec une teinte purpurine, violacée, surtout au point indiqué. La face interne de la dure-mère, un peu dépolie, adhère dans toute l'étendue, et assez fortement, à l'arachnoïde spinale. Les vaisseaux de la première sont finement congestionnés. Au toucher, on sent dans la moelle une diminution de consistance à la fin de la région cervicale et au commencement de la région dorsale. Le reste est assez ferme. Sur des coupes transversales, on trouve dans la région cervicale une ligne noirâtre remplaçant la commissure. La partie la plus centrale des faisceaux postérieurs est ramollie, déprimée et d'une coloration grisâtre sale. A la fin de la région cervicale et au commencement de la région dorsale la coupe est très diffluente ; les cornes se dessinent mal sur les parties avoisinantes. L'altération paraît générale à ce niveau et porte surtout sur les parties blanches, qui avoisinent les cornes dans les faisceaux latéraux, principalement le faisceau latéral droit. A la région lombaire, la moelle n'est pas diffluente ; elle est vaguement altérée dans les faisceaux latéraux.

Examen microscopique de la moelle durcie dans l'acide chromique. — Dans toute l'étendue et l'épaisseur de la moelle, surtout dans la substance blanche, on trouve des concrétions de formes et de dimensions variables. Les différentes réactions prouvent que se sont des corps amylacés. Ces corps paraissent répandus dans le tissu conjonctif de la substance blanche et de la substance grise ; ils sont extrêmement abondants.

Sur des coupes durcies et convenablement colorées par une solution de carmin, on constate une sclérose diffuse sans localisation spéciale, c'est-à-dire portant régulièrement sur les faisceaux, antéro-latéraux et postérieurs, et s'accompagnant en général, sur les points malades d'une atrophie des tubes nerveux. Cà et là, on remarque quelques cylindres d'axe, gonflés, dépassant très notablement le volume des cylindres d'axe médullaires. L'altération gagne d'une façon inégale les cornes antérieures de la substance grise dont les cellules sont en général très riches en pigment, et dont quelques-unes, inégalement disséminées, sont atrophiées. La délimitation, preuve de cette altération, n'a pu être faite; elle a paru à peu près la même dans toutes les régions de la moelle, nulle part très prononcée.

Pas d'autre altération méningée que les exsudats signalés plus haut.

Remarques. — Ce malade niait toute syphilis, mais les altérations signalées dans divers organes ne permettent pas de douter de l'origine syphilitique de l'altération médullaire, à savoir: altération des os du squelette, entre autres, hyperoetose éburnée du tibia gauche sur lequel existe une tuméfaction diffuse, et au niveau de ce point le périoste est un peu épaissi; la couche externe du tissu compacte est marquée de rouge plus profondément. Le tissu est éburné et le tissu spongieux très rare et vascularisé. L'examen montre une ostéite avec raréfaction ou éburnation des dernières vertèbres cervicales et des premières lombaires.

Les cartilages intervertébraux sont tuméfiés et rouges. Le périoste des côtes et des vertèbres se décolle avec la plus grande facilité ; il est tapissé à l'intérieur par un produit plastique dans lequel on ne voit aucun élément spécial au microscope. Les têtes des côtes et la tête de la clavicule sont lésées.

Ces altérations sont disséminées, envahissant un peu tous les départements, et se traduisent aussi par des symptômes variés : maladresse du membre supérieur droit; atrophie musculaire ; paralysies. (Obs. du professeur Hayem, *in* thèse d'agrégation de Chauvet: *Influence de la syphilis sur les maladies du système nerveux.*)

Obs. XXIX. — Syphilis tertiaire. — Dix tumeurs gommeuses, sous-cutanées, intra-musculaires ou aponévrotiques. — Sarcocèle spécifique. — Ulcération du gros orteil. — Atrophie des muscles fessiers. — Lésions viscérales multiples (foie, reins, péricarde, péritoine. — Tumeur gommeuse enveloppant un nerf lombaire; dégénérescence gommeuse de ce nerf. — Mal de Pott, de nature manifestement spécifique, affectant la colonne lombaire.

Le nommé A..., cocher, âgé de 36 ans, est admis le 1er juillet 1876 à l'hôpital Saint-Louis. (Salle Saint-Louis, n° 41.)

C'est un homme de très haute stature, de développement athlétique. Il paraît avoir toujours joui d'une constitution très vigoureuse, et il se flatte même de n'avoir jamais été malade jusqu'à ces derniers temps. Il affirme n'avoir jamais commis d'excès, Au régiment, il a bien eu quelques affections vénériennes, mais il ne croit pas avoir été affecté de la syphilis. A ce dernier propos, du reste, il se montre peu précis, invoquant « son ignorance en pareille matière, » et disant ne plus se rappeler d'une époque aussi éloignée que celle où il aurait pu contracter de « mauvaises maladies. »

Ce qui l'amène à l'hôpital, c'est, d'une part, une *altération de la santé générale*; c'est aussi, d'autre part, l'existence de *douleurs rénales* qui n'ont pas cessé de le faire souffrir depuis trois mois.

Il raconte, en effet :

1° Que, depuis plusieurs mois, il a considérablement « changé. » Il a perdu progressivement l'appétit; il ne mange plus aujourd'hui « la dixième partie » de ce qu'il mangeait autrefois. Il a étonnamment maigri. Ses forces ont baissé à proportion. Non seulement il n'est plus capable d'exercer sa profession de cocher, mais « il ne tient plus sur les jambes », tant il se sent affaibli. C'est tout ce qu'il a pu faire de se traîner jusqu'à l'hôpital, et il ne se trouve bien qu'au lit ; volontiers il resterait toujours couché.

2° Que, dans ces derniers temps (environ depuis trois mois), il ressent dans la région rénale une sorte « de souffrance sourde, » qui s'exaspère parfois et devient alors aiguë, lancinante, intolérable, en se prolongeant jusque dans les jambes.

« C'est là, dit-il, tout son mal. » *Il n'accuse rien autre*; et c'est seulement à la suite de notre examen que, provoqué par des questions directes, il arrive à nous parler d'autres accidents qui paraissent ne l'avoir nullement inquiété, tels que la production sur la fesse droite d'une tumeur qui s'est ouverte et a dégénéré en une ulcération cutanée, le développement d'une ulcération semblable à l'un des gros orteils, et enfin une tuméfaction notable d'un testicule. Quant aux autres tumeurs dont il est actuellement affecté (au nombre de neuf), ou bien il les considère comme des « bobos » insignifiants, dont il serait superflu de prendre souci, ou bien même (pour la plupart) *il en ignore asolument l'existence.*

En conséquence, nous ne procédons qu'avec plus de soin à un examen direct du malade, et nous aboutissons à relever les multiples et diverses particularités morbides qui vont suivre :

I. — Tout d'abord, état général alarmant : pâleur du visage, décoloration des téguments; peau sèche, jaunâtre, légèrement squamelleuse en certains points, à la façon de la peau des sujets cachectiques, amaigrissement musculaire général; pommettes saillantes, thorax décharné, gracilité des membres, autrefois très vigoureusement musclés.

Apyrexie, mais, langueur morbide de toutes les fonctions. Inappétence; état grisâtre de la la langue. Troubles dyspeptiques. Constipation. Apathie, découragement. Accablement des forces; inactivité, passivité, somnolence. Incapacité pour tout exercice musculaire. Du reste, aucun autre trouble spécial des grands viscères. Respiration normale. Pouls et battements du cœur normaux. Foie paraissant indemne. Rate normale, etc.

II. — Comme lésions locales : 1° sur la cuisse droite, en arrière, immédiatement au-dessous de la fesse, macule cicatricielle, brune, fortement pigmentée et même presque noire. Cette macule est régulièrement arrondie et présente le diamètre d'une pièce de deux francs. C'est le vestige d'une ulcération récemment cicatrisée; et cette ulcération aurait elle-même succédé à la fonte d'une « tumeur grosse comme une olive, » qui existait en ce point depuis un certain temps et qui, après être restée indolente pendant plusieurs semaines, s'est ouverte spontanément. Cette évolution morbide, non moins que la couleur et la coloration de la macule sus-mentionnée, éveille immédiatement nos soupçons sur l'existence probable d'une cause syphilitique; et cette impression première ne tarde pas à être confirmée par la découverte d'autres lésions de même genre.

2° Sur divers points du corps, *dix* tumeurs, ne paraissant guère pouvoir être rapportées qu'à des gommes syphilitiques, à savoir :

A. — Dans l'épaisseur même de la fesse droite, et très certainement incluse dans le muscle grand fessier, tumeur dure, du volume et de la forme d'une grosse noix, mobile, indolente ou tout au plus quelque peu sensible à une forte pression.

B. — Sur le membre inférieur droit, *trois* tumeurs de même ordre, semblant adhérentes aux aponévroses d'enveloppe, tandis que la peau glisse librement à leur surface. Elles sont distribuées de la façon suivante. La première est située en arrière du trochanter et présente le volume d'une noisette. La seconde, comparable à un pois, occupe la région antérieure et moyenne de la cuisse. La troisième, du volume d'une olive, est située dans l'angle inférieur de l'espace poplité, au niveau de l'extrémité supérieure du triceps sural.

C. — A la région moyenne de la fesse gauche, tumeur semblable, olivaire de forme et du volume d'une cerise. Cette tumeur nous paraît également intra-musculaire.

D. — Au niveau de la région sacrée, tumeur sous-cutanée, faisant un léger relief, du volume et de la forme d'un haricot.

E. — Dans la région illiaque droite, un peu au-dessus de l'arcade de Faloppe et parallèlement à cette arcade, la peau forme un léger relief, au niveau duquel on perçoit manifestement l'existence d'une petite tumeur dure, incomplètement mobile, indolente à la pression. Cette tumeur est grosse au minimum comme une olive. Elle nous paraît profonde, attenante aux aponévroses musculaires, complètement indépendante en tout cas de la peau qui glisse librement à sa surface.

F. — A la partie psstérieure et moyenne de l'avant-bras droit, autre petite tumeur sous-cutanée, olivaire, indolente, du volume d'une noisette. Celle-ci, dont le malade s'est aperçu, daterait, d'après son dire, d'un mois environ.

G. — A la main droite, dans le premier espace intermétacarpien et vers l'extrémité inférieure du second os du métacarpe, nodosité sphérique, du volume d'un gros noyau de cerise, peu mobile, semblant adhérer tout à la fois et aux parties profondes et à la peau. Cette nodosité est légèrement douloureuse à la pression et semi-fluctuante. Nul doute qu'elle ne soit en voie de ramollissement inflammatoire, comme en témoigne du reste la grosseur des téguments qui la recouvrent.

H. — Enfin, une dernière lésion, qui nous paraît devoir être rationnellement rapprochée des précédentes, occupe le gros orteil droit. Il existe là une petite ulcération cratériforme, à fond bourbillonneux, rappelant tout à fait l'aspect de la gomme en voie d'élimination. Cette ulcération, de date toute récente, aurait succédé, dit le malade, à l'ouverture d'une petite tumeur « semblable à celle qu'il porte sur l'avant-bras et la main. » — L'exploration au stylet permet de constater l'intégrité absolue de la phalange.

3° Le *testicule gauche* présente un état morbide des plus évidents. Il aurait commencé à grossir depuis quinze jours seulement, d'après les assertions du malade, ou, pour mieux dire, c'est à cette époque seulement que le développement morbide de l'organe aurait été constaté pour la première fois. Quoi qu'il en soit, aujourd'hui ce testicule se présente très notablement augmenté de volume, gros comme un œuf environ. Il conserve sa forme générale. Mais, d'une part, il offre en surface quelques bosselures partielles, rappelant tout à fait les nodosités pisiformes de l'albuginite syphilitique. D'autre part il est fortement induré dans une grande étendue, notamment au niveau de la queue de l'épididyme qui paraît prendre part à la lésion, et bien plus encore dans sa moitié supéro-postérieure qui offre une résistance chondroïde, presque ligneuse. — Epididyme intact, sauf dans sa partie la plus inférieure. — Cordon sain. — Testicule droit absolument indemne.

Notons que cette lésion du testicule s'est produite sans la moindre douleur. Aujourd'hui, de même, l'organe est indolore, soit spontanément, soit à l'exploration, voire à la pression.

III. — Notre attention est appelée vers la région des reins, où le malade accuse les douleurs dont j'ai parlé et qui, somme toute, constituent pour lui le symptôme principal de son état. Mais là, nous ne trouvons rien, localement, qui explique ces douleurs. Colonne vertébrale intacte, sans déformation, sans saillie, sans empâtement. Pas de douleur notable provoquée par l'examen, par la pression. Rien d'appréciable non plus par l'exploration abdominale. Cependant, malgré l'amaigrissement et la flaccidité des parois musculaires de l'abdomen, on n'arrive que très difficilement et très incomplètement à se rendre compte de l'état des parties profondes. Si je puis ainsi parler, l'abdomen semble se défendre contre une exploration de ces parties. — L'examen des urines ne fournit de même que des renseignements sans valeur.

En revanche, ce qui nous frappe, c'est l'amaigrissement excessif des membres inférieurs, où s'irradient le plus souvent, d'après le dire du malade, les douleurs des régions rénales ; c'est, plus encore, un véritable état d'*atrophie des muscles fessiers*. Les fesses, à proprement parler, n'existent plus. La peau qui les recouvre est absolument flasque et *flottante* ; elle forme des plis, à la façon d'un scrotum vide. Au palper, c'est à peine si l'on retrouve les muscles fessiers. Un méplat très appréciable se remarque aussi derrière le grand trochanter, de chaque côté.

Les muscles adducteurs de la cuisse gauche sont le siège d'une émaciation analogue.

Les membres inférieurs sont très faibles, bien plus faibles que les supérieurs. La marche est difficile, pénible, mal assurée. Le malade ne peut qu'à grand'peine se soutenir à cloche-pied. — Nous remarquons que, de temps à autre, les muscles des membres inférieurs et des fesses sont agités de trémoussements, de tremblements fibrillaires.

En présence de tels symptômes, dont les uns nous paraissent absolument clairs et patents, et dont quelques autres, il est vrai, restent pour nous inexpliqués quant à leur raison anatomique, nous ne mettons pas en doute l'existence d'une diathèse syphilitique se traduisant par des lésions multiples, et nous instituons en conséquence le traitement sur cette base, à savoir : iodure de fer, vin de quinquina, vin de Bagnols ; viandes rôties, etc.

Ce traitement, — auquel même plus tard nous essayâmes d'adjoindre les préparations mercurielles, — ne fut pas sans produire quelques résultats avantageux. Les douleurs s'apaisèrent notablement. Le testicule subit une réduction très appréciable dans son volume. L'ulcération du gros orteil se cicatrisa. Quelques-unes, la plupart même des tumeurs, furent enrayées dans leur évolution. Aucune n'aboutit à suppurer et à s'ouvrir ; plusieurs se ratatinèrent et parurent tendre à disparaître. Mais tout cela ne constitua qu'un succès partiel et fort incomplet. D'ailleurs l'intolérance digestive (dyspepsie, vomissements, inappétence absolue, dégoût insurmontable pour tout remède, pour toute nourriture, etc.) nous força bientôt à suspendre la médication, et dès lors l'amélioration initiale ne se continua pas. D'autre part, l'état général du malade (et il y avait à cela, comme on le verra bientôt, des causes organiques plus que suffisantes pour expliquer l'insuccès de toute thérapeutique) ne subit jamais la moindre modification sous l'influence des divers agents qui furent tour à tour administrés. Loin de là même il ne fit que s'aggraver de jour en jour. Dès le mois d'août, un *œdème* de mauvais présage se manifestait vers les membres inférieurs. En septembre, survint une crise de vomissements et de vomituritions qui dura plus de douze jours et ne put être dominée que par la glace. Puis, de la diarrhée se produisit, accompagnée d'un météorisme considérable. Puis, s'annonça un début d'*ascite*, laquelle progressa rapidement. Inutile d'ajouter que, parallèlement, les forces vitales se déprimaient de plus en plus et que le malade s'acheminait à grands pas vers la cachexie.

Le foie, à cette époque, fut de nouveau examiné avec soin, presque quotidiennement, d'autant que certains symptômes nouveaux paraissaient témoigner d'une invasion de la diathèse sur cet organe. Depuis quelque temps, en effet, le malade se plaignait d'une douleur constante au niveau de l'hypochondre droit et de l'épigastre ; en outre ces deux régions étaient devenues notablement sensibles à l'exploration. D'autre part, des accès de hoquet, persistant parfois jusqu'à plusieurs heures, s'étaient répétés à maintes reprises dans ces derniers temps. Mais ni le palper, ni la percussion ne révélèrent jamais quoi que ce soit d'important vers la glande hépatique. Le foie ne paraissait augmenté ni diminué de volume; ce ne fut que plus tard, dans les derniers jours de la vie, qu'on arriva à constater une certaine réduction de volume de l'organe.

En octobre, un épanchement se produisit dans les deux plèvres avec prédominance du côté droit. L'ascite devint considérable, en s'accompagnant de douleurs assez vives généralisées à tout l'abdomen, et l'œdème des membres inférieurs augmenta dans les mêmes proportions.

Ce qui suivit ne fut plus qu'un ensemble de symptômes de cachexie progressive. Prostration ; émaciation excessive ; peau devenue absolument jaunâtre et terreuse ; inappétence complète ; marasme, etc.

Mort, le 12 octobre.

Autopsie, pratiquée le 13, vingt-six heures après la mort.

I. — *Plèvres* et *poumons*. — Adhérences nombreuses, presque généralisées, réunissant les poumons aux plèvres. Sur nombre de points, fausses membranes remarquablement épaisses et résistantes, à ce point que les poumons ne sont enlevés qu'avec une difficulté excessive. Epanchements pleuraux, circonscrits par des fausses membranes épaisses, à la partie postéro-inférieure de la cavité thoracique. Celui de droite, beaucoup plus considérable, peut être évalué à un litre et demi, peut-être même deux litres de liquide. Ce liquide présente une coloration jaunâtre, voire presque brune à droite.

Les poumons sont légèrement engoués à leur base. — A leur sommet, nous trouvons un certain nombre de noyaux solides, gros comme une tête d'épingle pour la plupart, et, pour quelques-uns, comme un noyau de cerise, trés résistants, très durs, et de coloration absolument noire. Deux ou trois de ces petits nodules renferment à leur centre une matière jaunâtre, crétacée.

II. — *Cœur.* — Adhérence et fusion absolue des deux feuillets du péricarde. La symphyse cardiaque est complète et totale.

Cœur sain. Orifice normaux. Valvules intactes. Tissu musculaire de l'organe exempt de toute altération.

III. — *Cavité abdominale.* — Enorme épanchement ascitique, constitué par un liquide séreux, légèrement brunâtre comme celui de la plèvre droite.

Intestins réunis et soudés en une seule masse par des adhérences généralisées. On remarque qu'ils présentent une coloration brunâtre, rappelant la teinte du liquide ascitique.

Lorsqu'on déchire les adhérences qui réunissent les anses intestinales, on voit que tout le péritoine est tapissé de fausses membranes plus ou moins épaisses suivant les divers points où on les étudie. Ces fausses membranes sont constituées par de petites plaques lenticulaires, fibrineuses d'aspect, légèrement jaunâtres, ou par des flocons filamenteux qui se laissent étirer sans se rompre. Par le grattage, on détache assez facilement ces plaques ou ces flocons de la surface de l'intestin. Des lésions absolument identiques se retrouvent sur le péritoine pariétal.

Le *foie* est absolument et étroitement soudé soit au diaphragme, soit aux viscères abdominaux. On ne parvient à l'isoler qu'en le disséquant, c'est-à-dire en le séparant, par dilacération ou avec l'aide du scalpel, des organes avoisinants. En un mot, il est comme enfoui dans une coque épaisse de fausses membranes très résistantes. Il est diminué notablement de volume, mais sans présenter de déformation. Pas de sillons, pas de lobulations. Sa surface est même remarquablement unie. Son tissu est très dur, et le doigt n'y pénètre qu'avec peine.

Capsule épaissie en quelques points. A la coupe, le tissu hépatique offre d'une façon manifeste l'aspect granuleux caractéristique de la *cirrhose*. Ces granulations sont petites], égales, jaunâtres ou ambrées.

Rate normale.

Reins normaux comme volume. Capsule non adhérente. A la surface des deux reins on constate quelques dépressions rayonnées, blanchâtres, d'aspect cicatriciel. Ces dépressions correspondent à une sorte de sclérose superficielle du tissu rénal qui, à ce niveau, est uniquement constitué par une lamelle fibroïde, blanche, dure et comme aponévrotique.

IV. — *Testicules*. — Testicule droit sain, un peu ramolli. Epididyme sain. On reconnaît à l'examen microscopique que le parenchyme testiculaire est intact de ce côté.

A gauche, épididyme sain. Testicule notablement augmenté de volume, quoique de proportion bien moindre qu'à l'époque où nous l'avons examiné pour la première fois. Très dur dans ses deux tiers supéro-postérieurs, il présente au contraire une souplesse presque normale dans ses autres parties. A la coupe, nous trouvons les deux tiers supéro-postérieurs de l'organe envahis par une production morbide d'inégale résistance et d'apparence assez variable suivant les divers points où on l'examine. La presque totalité de cette production néoplasique se présente sous forme d'un tissu dur, résistant, lardacé, grisâtre, compact. Sur quelques points seulement et par îlots, ce tissu fait place à une sorte de matière caséeuse, jaunâtre, molle, presque diffluente çà et là, d'aspect gommeux. Comme étendue et comme configuration générale, ce néoplasme intra-testiculaire peut être comparé à une petite noix. Dans les points qui correspondent à ce néoplasme, l'albuginée est fortement épaissie, jusqu'à 4, 5 et 6 millimètres à la coupe, en même temps que très résistante, très dure, se laissant difficilement entamer par le scalpel. Tissu testiculaire sain dans toute l'étendue de l'organe, même dans les quelques parties qui ont été englobées par la production morbide.

V. — *Gommes multiples*. — 1° La tumeur de la région iliaque droite est constituée par une gomme intra-musculaire, située *sous* l'aponévrose du grand oblique, fortement adhérente à cette aponévrose, et plongeant dans le parenchyme musculaire. Elle est réduite à l'état d'une poche kystique, épaisse et blanche, dont le contenu est formé par une bouillie d'un blanc grisâtre.

2° Les tumeurs des fesses, de la cuisse, de l'avant-bras et de la main, sont également logées dans le tissu musculaire. Elles sont toutes formées par des poches kystiques, contenant les unes un résidu de matière blanchâtre, les autres un liquide épais, de couleur chocolat.

3° Celle de l'espace poplité est située au contraire en dehors des aponévroses.

4° La tumeur qui avoisinait le grand trochanter droit n'existe plus, à proprement parler. Nous en trouvons simplement les vestiges dans un épaississement circonscrit de l'aponévrose *fascia lata*.

VI. — Après avoir extrait les viscères de la cavité abdominale, on reconnaît que la colonne vertébrale présente dans sa partie inférieure des altérations considérables. Déformées, saillantes, irrégulières, les dernières vertèbres lombaires doivent être certainement le siège de lésions d'importance majeure.

Tout d'abord, nous trouvons sur chaque côté du rachis un *abcès par congestion*, développé dans l'épaisseur même du muscle psoas et descendant, à droite comme à gauche, presque au niveau du bord supérieur de l'os iliaque. Chacun de ces abcès contient environ un demi-verre de pus verdâtre, assez épais.

En introduisant le doigt dans l'abcès du côté gauche, on arrive sur la partie latérale du corps de la quatrième vertèbre lombaire, que l'on trouve dénudée dans une grande étendue (4 centimètres dans le sens transversal, 2 centimètres environ dans le sens vertical). A ce niveau, l'os, mis à découvert et lavé, se présente avec une belle couleur d'un blanc jaunâtre. On remarque — particularité curieuse — que la portion malade de l'os dessine une demi-circonférence d'une régularité parfaite, à ce point qu'on la dirait tracée au compas.

De même, le doigt introduit dans l'abcès du côté droit pénètre jusqu'à la partie latérale du corps de la vertèbre, qu'on trouve également à nu, mais dans une étendue un peu moindre, et affecté de lésions identiques.

Nous ouvrons ensuite le canal rachidien. La dure-mère se montre notablement épaissie au niveau du segment lombaire. — Epaississement semblable, au même niveau, des gaines contenant les nerfs lombaires. Les enveloppes immédiates de la moelle sont au contraire absolument saines. La moelle n'offre aucune lésion apparente.

Il ne nous est permis (le cadavre étant réclamé) que de recueillir pour l'*étude* un segment de la colonne vertébrale. Une coupe antéro-postérieure, pratiquée sur le plan médian, nous fournit toute la moitié *gauche* de la colonne lombaire, depuis la seconde vertèbre des lombes jusqu'au sacrum. C'est la pièce obtenue de la sorte qui a été, d'une part, reproduite par M. Jumelin, et, d'autre part, soumise à l'examen histologique de notre savant collégue et ami, M. le professeur Hayem.

On observe sur cette pièce les diverses particularités suivantes :

1° La lésion principale porte sur la troisième et la quatrième vertèbre lombaire. Le corps de ces deux vertèbres est infiltré dans sa moité postérieure par une matière jaunâtre, caséeuse, semblable à du mastic; de sorte que la lésion se détache nettement des parties saines du parti osseux par un aspect tout à fait spécial et une opposition de couleur des plus tranchées. L'infiltration morbide occupe surtout la zone inférieure de la troisième vertèbre lombaire et la zone supérieure de la quatrième. Le fibro-cartilage intermédiaire à ces deux vertèbres a complètement disparu dans les trois quarts postérieurs. Il a été absolument détruit. La caverne qui s'est substituée à lui (et qui empiète légèrement sur le corps de la troisième vertèbre, échancré à ce niveau) est remplie d'un liquide purulent, jaune verdâtre.

La face postérieure du corps de ces deux vertèbres est dénudée et se trouve en contact avec le pus contenu dans la caverne que nous venons de décrire. Ici encore, même aspect du tissu osseux qui se présente avec une belle couleur d'un blanc jaunâtre. A ce niveau, le ligament vertébral postérieur n'est plus adhérent aux vertèbres; il a été décollé, et il présente un épaississement considérable qu'on peut évaluer à 3 ou 4 millimètres. De plus, il est rouge et ramolli.

Une autre coupe permet de reconnaître au sein de la troisième vertèbre lombaire l'existence d'une caverne en forme de géode. Cette caverne est actuellement vide. Sa paroi postérieure n'est séparée du ligament postérieur que par une lamelle osseuse très mince.

Le disque intervertébral situé entre la quatrième et la cinquième vertèbre lombaire est ramolli et infiltré de pus dans son segment postérieur. Il contient un foyer caséeux, jaune, qui n'est séparé de la vertèbre que par un tissu conjonctif lâche, infiltré de pus graisseux.

Le corps des troisième, quatrième et cinquième vertèbres lom-

baires présente au microscope des lésions typiques d'*ostéite condensante,* avec *infiltration purulente et caséeuse,* exactement comme dans
les ostéomes gommeux. On retrouve ces mêmes lésions d'ostéite
condensante jusque dans l'apophyse épineuse de la troisième vertèbre.

2° On procède ensuite à l'examen des trous de conjugaison et des
nerfs qui en émergent. Je laisserai ici la parole à M. Hayem, à qui
je suis redevable des détails qui vont suivre.

« Les trous de conjugaison sont notablement rétrécis par le fait
des altérations osseuses et du gonflement des parties périphériques.

Le troisième nerf lombaire émerge d'un trou de conjugaison dont
les parois paraissent saines et sont revêtues de leur couche périostique normale. Il est entouré d'un tissu cellulo-adipeux légèrement
œdémateux. Il semble quelque peu tuméfié. Son ganglion intervertébral est manifestement rouge.

Le trou de conjugaison d'où émerge le quatrième nerf lombaire
est complètement déformé par des lésions considérables du tissu
osseux, lésions décrites dans ce qui précède. Le trajet que parcourt
le nerf à ce niveau se trouve constitué de la sorte : 1° supérieure-
ment, par du tissu osseux dénudé et enflammé; 2° inférieurement,
par un magma caséeux, ramolli, infiltré de pus, se continuant d'une
part avec les portions altérées du disque intervertébral et, d'autre
part, avec le ligamen commun, postérieur. Au niveau du con-
fluent de ses racines, le quatrième nerf lombaire présente un étran-
glement manifeste. Sa gaine est très rouge (bien que depuis quelques
jours, préalablement à l'examen actuel, elle ait macéré dans de l'eau
alcoolisée). Son ganglion (ganglion intervertébral) est également
d'un rouge très accentué. Il est manifestement aplati et comme
atrophié. A quelques millimètres au delà, le nerf pénètre dans
une masse de tissu caséeux qui adhère étroitement au périoste et
qu'on ne parvient à extraire du trou de conjugaison qu'en arrachant
ce périoste, lequel est rouge et très épaissi. Cette masse est constituée par une substance caséeuse, semée de foyers purulents, et
contenue avec le nerf dans une gaine commune. L'un de ces foyers
se crève pendan la dissection et laisse échapper une matière blanchâtre, semblable à celle des abcès caséeux ou des gommes ra-
mollies.

Le cinquième nerf lombaire traverse un trou de conjugaison dont la partie supérieure est dénudée. Il se présente notablement tuméfié. Son ganglion est rouge.

Après cette dissection préalable, les trois nerfs lombaires sont soumis à l'examen microscopique, qui nous révèle une série d'intéressantes lésions, à savoir :

1. *Quatrième nerf lombaire.* — C'est le nerf le plus altéré. Nous l'étudions par quatre séries de coupes pratiquées à diverses hauteurs, de la façon suivante :

A. — *Coupes correspondant au niveau des productions caséeuses.* — Ces coupes révèlent très manifestement deux foyers caséeux, séparés l'un de l'autre par une épaisse cloison fibreuse. — L'un de ces foyers offre nettement les caractères d'une gomme, à noyau central en partie ramolli. Du côté de la cloison fibreuse, il est limité par des faisceaux qui représentent les débris de l'enveloppe lamelleuse d'un faisceau nerveux. Son pourtour festonné semble bien indiquer que la lésion s'est développée dans un tissu nerveux décomposable et décomposé en fascicules adossés. Du côté opposé à la cloison, ce foyer est circonscrit par une enveloppe fibreuse que double en dehors un amas de tissu conjonctif infiltré d'éléments cellulaires assez abondants. — La disposition de ce premier foyer caséeux est presque irrégulier; on y trouve cependant tous les caractères histologiques d'une *gomme :* amas de petites cellules, matière granuleuse ou granulo-graisseuse, sans structure nette, petites traînées de tissu fibrillaire et de petits corpuscules mal définis, taches pâles et arrondies au milieu des parties caséeuses, gros corpuscules granuleux disséminés à la périphérie de la masse caséeuse, etc.

La cloison qui sépare les deux foyers caséeux (mais qui cependant semble assez incomplète en un point pour leur permettre de communiquer) est de nature franchement fibreuse. On y distingue la coupe : 1° de deux artères, relativement assez grosses et affectées d'une endartérite non douteuse; 2° de deux veines; 3° de trois ou quatre faisceaux nerveux constitués par une gaine lamelleuse mince et par un contenu amorphe, granuleux, semé d'éléments cellulaires très pâles. Les tubes nerveux ne sont plus reconnaissables; mais on retrouve encore des traces non équivoques de la séparation des petits fascicules composant ces faisceaux nerveux. La dissémination de ces petits nerfs à la phériphérie du tronc principal permet de supposer que le tissu nerveux lui-même a pris part à la formation de la masse caséeuse. Il est évident en effet que, si la vie se fût quelque peu prolongée, ces petits faisceaux auraient achevé de devenir complètement caséeux et se seraient confondus avec la masse principale. — Entre les lames fibreuses de la cloison on distingue encore une ou deux fentes remplies de cellules infiltrées de granulations graisseuses. Peut-être sont-ce là des lymphatiques.

Le second foyer caséeux s'est vidé presque complètement au moment de la dissection, comme nous l'avons dit plus haut, et sur la plupart des coupes nous n'avons pu obtenir qu'une portion de ses parois. Il n'est pas douteux cependant que ce foyer ne soit constitué par une gomme. D'autre part, il nous semble également démontré que cette gomme a dû se développer dans l'épaisseur même du périoste, en s'accolant fortement à la paroi du nerf malade.

Quoi qu'il en soit, il ressort nettement de l'examen qni précède que *le tronc du quatrième nerf lombaire a été le siège d'une production gommeuse*, laquelle s'est développée dans l'épaisseur même des faisceaux nerveux, ou mieux encore s'est substituée à ces faisceaux en les absorbant, pour ainsi dire, dans sa propre substance.

B. — Coupes pratiquées entre la gomme et le ganglion. — A ce niveau, le nerf est constitué par deux gros faisceaux principaux, affectés tous deux de sclérose intra-fasciculaire. Certains tubes nerveux, en assez grand nombre, contiennent de la myéline granuleuse et des noyaux multiples, visibles dans les coupes où quelques tubes apparaissent dans le sens de leur longueur. D'autres tubes, en proportion au moins égale, se montrent atrophiés. Cependant on retrouve partout les cylindres d'axe, même dans les tubes les plus atrophiés. Il n'est guère à cela d'exception que pour quelques très rares tubes occupant les parties les plus altérées.

Dans la cloison conjonctive inter-fasciculaire, séparant les deux faisceaux principaux, apparaissent deux grandes lacunes, remplies de cellules granulo-graisseuses. Ces lacunes nous paraissent être des espaces lymphatiques.

Les coupes les plus rapprochées de la tumeur gommeuse précédemment décrite présentent en outre un petit faisceau nerveux dont le contenu est amorphe et caséeux. C'est là le début de la transformation gommeuse constatée dans les coupes de la première série.

Des faisceaux nerveux isolés entourent la production morbide principale près du ganglion. Nous y trouvons des lésions identiques à celles dont il vient d'être question.

C. — Coupes pratiquées sur le ganglion. — Le ganglion est atteint d'une sclérose généralisée, qui ne varie de degré que suivant les diverses coupes où l'on l'étudie. — Les groupes de cellules nerveuses sont moins volumineux que dans un ganglion sain, et les cellules qui les composent sont séparées par un tissu coujonctif bien plus abondant qu'à l'état normal. Nombre de cellules, d'ailleurs, sont frappées d'atrophie, et il est probable que quelques-unes ont disparu.

Les tubes nerveux qui entrent dans la composition du ganglion ne paraissent atrophiés que dans les points atteints de sclérose.

Dans le tissu conjonctif scléreux du ganglion, on voit des traînées nombreuses de pigment brunâtre. Ce pigment paraît surtout déposé dans les parois des petits vaisseaux. Il est encore très abondant au niveau de l'enveloppe conjonctive commune.

D. — *Coupes pratiquées entre le ganglion et la moelle.* — Le nerf est encore composé ici de deux faisceaux principaux. De ces faisceaux, l'un est légèrement scléreux, mais moins altéré que dans les coupes de la seconde série. L'autre, au contraire, qui représente le faisceau sensitif (racine postérieure), est en voie de dégénérescence très avancée. Il est constitué par trois faisceaux secondaires formés de tubes tout à fait atrophiés, dans lesquels on ne reconnaît plus le cylindre d'axe.

2º *Examen des deux autres nerfs lombaires.* — Les deux autres nerfs attenant à la portion de colonne lombaire qui nous a été remise ont été examinés par nous au niveau du tronc des racines et du ganglion. Nous les trouvons affectés tous deux de sclérose extra et intra-fasciculaire, sans altération bien avancée des éléments nerveux.

La sclérose intra-fasciculaire porte irrégulièrement sur les différents points des fascicules nerveux. Elle est caractérisée par l'hyperplasie du tissu conjonctif intra-fasciculaire avec production de petites cellules très abondantes. La sclérose extra-fasciculaire est constituée par l'infiltration dans le tissu conjonctif extra-fasciculaire d'une quantité de cellules. Quelques-unes forment des traînées paraissant être des lymphatiques, et d'autres sont accumulées en amas irréguliers entre les trousseaux de fibres écartés du tissu conjonctif (œdème). La plupart des tubes nerveux sont intacts. Mais dans quelques-uns la myéline est granuleuse, et les noyaux sont multipliés, sans que le cylindre d'axe néanmoins ait disparu.

Dans les ganglions, les cellules nerveuses et les tubes sont intacts. Mais on remarque des dépôts abondants de pigment brun au niveau des parois des petits vaisseaux et dans les traînées conjonctives. Certaines coupes présentent aussi des lacunes remplies de petites cellules en partie infiltrées de granulations graisseuses.

En résumé :

1° Le quatrième nerf lombaire, au niveau de sa sortie du trou de conjugaison, est envahi par une *production gommeuse*. En ce même point, il se trouve englobé par une autre production gommeuse, originairement développée (suivant toute probabilité au moins) dans le périoste de la vertèbre malade correspondant.

Au-dessus de cette gomme, ce même nerf est le siège d'une *névrité interstitielle,* avec atrophie partielle et peu considérable des tubes nerveux.

Le ganglion intervertébral de ce nerf est également le siège d'une irritation interstitielle ; mais cette lésion (sans doute à cause de la compression subie par ce petit organe dans le trou de conjugaison) est plus intense qu'au niveau du nerf, et elle s'accompagne de l'atrophie d'un assez grand nombre d'éléments nerveux.

Enfin, entre le ganglion et la moelle, l'irritation interstitielle se montre atténuée. Mais là, conformément aux lois de Waller, la racine sensitive a subi une atrophie secondaire très marquée.

2° Les troisième et cinquième nerfs lombaires, traversant des trous de conjugaison non rétrécis et se trouvant en rapport avec des parties moins malades, ne sont affectés qu'à un degré moindre. Ils présentent simplement des lésions d'irritation chronique interstitielle, sans altération encore bien nette des éléments nerveux. »

OBS. XXX (communiquée par M. le professeur A. Fournier).

Dans les premiers jours de septembre 1877, M. X... vint consulter M. le Dr A. Fournier, et lui raconta que depuis quatre mois il éprouvait une gêne à la gorge avec léger embarras pour avaler ; sa voix avait éprouvé quelques changemements, et se transformait quelquefois en voix de polichinelle. De plus, ce malade se plaignait d'une toux opiniâtre et d'efforts continuels d'expuition. La nature du mal n'ayant pas été recherchée, les symptômes s'aggravèrent : aujourd'hui (septembre 1877), la disphagie est grande, déterminée plutôt par une difficulté physique que par les douleurs : le malade a une sensation d'obstruction comme si un obstacle mécanique siégeait à l'entrée de l'œsophage. Plusieurs fois la voix a un timbre voilé.

M. X..., d'une bonne santé habituelle, a eu la syphilis en 1858. A cette époque il eut un chancre, des plaques muqueuses gutturales, la roséole, des croûtes dans les cheveux et un onyxis et consulta à ce propos M. le Dr Ricord. Pendant trois mois il suivit un traitement qui se termina par une saison à Luchon.

Depuis lors, nul traitement et nul accident. M. X... a eu trois enfants, dont le premier est mort en naissant; les deux autres sont sains. M. Fournier examine la gorge, et ne trouve pas d'affection inflammatoire. En pratiquant le toucher pharyngien, il sent derrière la langue une tumeur *dure*, située au devant de la colonne vertébrale, proéminente, du volume d'une grosse amende. Cette tumeur était évidemment solide et devait être une exostose de la 3e ou 4e vertèbre cervicale.

On administra aussitôt trois cuillerées d'iodure de potassium à prendre tous les jours.

Le 10 septembre, il y eut des accidents d'iodisme. L'état du malade est le même.

Le 20 septembre, le doigt explorateur reconnut une grande diminution de l'exostose. Seulement M X..., très fatigué par le traitement qui engendra un embarras gastro-intestinal, dut se reposer pendant quatre jours. La dose de KI est diminuée, on prescrit une cuillerée pour trois jours, et deux cuillerées ensuite.

Le 18 octobre, l'exostose est diminuée, mais encore apparente.

Le malade a déjà pris 100 grammes d'iodure de potassium et avale très bien. M. Fournier lui conseille du sirop de Gibert et du vin de quinquina. 120 grammes d'iodure de potassium, en tout trois flacons de sirop de Gibert, ont été administrés. L'exostose est presque affaissée : la saillie est bien plus légère.

Après un repos de douze jours, le malade reprend deux cuillerées de sirop de Gibert.

Le 18 janvier 1878, 2 flacons de sirop de Gibert ont été épuisés; la saillie n'est plus appréciable.

Le 13 avril, M. X... va passer une saison à Luchon, et continue le traitement par l'odiure de KI et le sirop de Gibert. Il n'éprouve aucun trouble fonctionnel. Ce malade a été revu depuis par M. le Dr A. Fournier, qui a pu constater que la guérison s'était parfaitement maintenue.

Obs. XXXI (de Joseph Franck).

En 1798, j'ai soigné dans l'hôpital civil de Vienne, dont j'étais alors médecin en chef, un homme très maigre qui portait dans la gorge un ulcère syphilitique ancien répandant une odeur fétide, et qui avait été négligé. Cet homme se plaignait en outre d'éprouver de l'engourdissement dans les bras. Dès que j'eus connaissance de ce dernier symptôme, je dis immédiatement au médecin en second, le docteur Weiss, que j'étais presque certain qu'il existait une carie dans les vertèbres cervicales. Il manquait jusqu'alors la douleur de la nuque, qui se manifesta deux mois seulement après ; mais en même temps qu'elle apparut, on vit survenir aussitôt la paralysie du bras gauche, et plus tard celle du droit. A l'ouverture du cadavre, nous avons trouvé les corps des 3e, 4e, 5e vertèbres cervicales affectés de carie. L'altération des vertèbres s'étendait jusqu'aux membres de la moelle enflammée (Jos.-Frank, *Pathologie, interne*. Trad. de Bayle).

Obs. XXXII.

Un malade commença par être affecté de ce qu'il appelait un mal de gorge avec difficulté pour avaler. La nature du mal ayant été méconnue, les symptômes s'aggravèrent, et vint un moment où la disphagie fut extrême ; ce malheureux ne pouvait presque plus rien avaler. A cette disphagie se joignit bientôt une dyspnée progressive. Après avoir essayé inutilement de divers remèdes, cet homme se souvint qu'il avait eu autrefois la syphilis et me fit demander. Ne trouvant la raison de ces symptômes étranges ni dans l'examen de la gorge qui était très saine, ni dans l'état du cou et des parties environnantes où n'existait aucune tumeur susceptible d'exercer une compression, je pratiquai le toucher du pharynx et très inférieurement, tout à fait au niveau de l'orifice glottique, je découvris une tumeur volumineuse, située au devant de la colonne vertébrale, proéminente du volume d'une grosse noix. Cette tumeur était dure et évidemment solide, tout en paraissant commencer à se ramollir à son point le plus culminant. J'administrai de l'iodure de potassium, et quelques jours après ce malade que j'avais vu presque asphyxiant, mangeait librement et respirait de même. Quelques semaines plus tard il était complètement guéri. (A. Fournier. *Leçons sur la syphilis tertiaire faites à l'hôpital Lourcine Journal l'Ecole de médecine*).

CONCLUSIONS

Les diverses pièces qui constituent la colonne vertébrale peuvent être atteintes dans leurs tissus sous l'influence de la syphilis.

Les lésions anatomiques ne diffèrent en rien de celles qui affectent, en l'espèce, les autres points du squelette. Elles se présentent sous les formes variées de : ostéite, exostoses ou hyperostoses, carie et névrose et gomme ostéo-périostiques.

Elles ont été bien constatées par plusieurs observateurs et confirmées par le contrôle du microscope.

Elles réagissent sur les organes voisins et se traduisent à l'extérieur par un ensemble de caractères sémiologiques bien définis.

Enfin les commémoratifs, la coïncidence chronologique d'autres manifestations spécifiques et d'autres conditions d'évolution, l'influence du traitement iodo-mercuriel donnent un faisceau de probabilités capables, dans ces cas, de guider le praticien dans la voie d'une thérapeutique heurueuse et efficace.

Paris. — A. PARENT, imp. de la Fac. de médec., rue M.-le-Prince, 31.
A. DAVY, successeur.